Jean-Marie Commer

Donnée météorologique et incidence des thromboses veineuses profondes

Jean-Marie Commer

Donnée météorologique et incidence des thromboses veineuses profondes

Influence des facteurs météorologiques dans la survenue des TVP

Presses Académiques Francophones

Imprint
Any brand names and product names mentioned in this book are subject to trademark, brand or patent protection and are trademarks or registered trademarks of their respective holders. The use of brand names, product names, common names, trade names, product descriptions etc. even without a particular marking in this work is in no way to be construed to mean that such names may be regarded as unrestricted in respect of trademark and brand protection legislation and could thus be used by anyone.

Cover image: www.ingimage.com

Publisher:
Presses Académiques Francophones
is a trademark of
International Book Market Service Ltd., member of OmniScriptum Publishing Group
17 Meldrum Street, Beau Bassin 71504, Mauritius

Printed at: see last page
ISBN: 978-3-8416-3716-1

Zugl. / Agréé par: Angers,Université de médecine, 2005

Copyright © Jean-Marie Commer
Copyright © 2016 International Book Market Service Ltd., member of OmniScriptum Publishing Group
All rights reserved. Beau Bassin 2016

DONNEE METEOROLOGIQUE ET INCIDENCE DES THROMBOSES VEINEUSES PROFONDES

Docteur Jean Marie COMMER

Table des matières

I.	Introduction	1
II.	La thrombose veineuse	4
A.	Définitions	5
B.	Rappels anatomiques	5
C.	Physiopathologie	6
D.	Incidence	7
E.	Facteurs de risques	8
1.	Age	8
2.	Stase veineuse	8
3.	Circonstances chirurgicales et obstétricales	8
4.	Circonstances médicales	8
5.	Causes iatrogènes	9
F.	Diagnostic	9
III.	Les données météorologiques	10
A.	Définitions	11
1.	Climat	11
2.	Pression atmosphérique	11
3.	Température	11
4.	Humidité relative	11
5.	Vent	11
6.	Précipitations	12
7.	Saisons dans l'hémisphère boréal	12
8.	Classification en types de temps	12
9.	Définition du climat angevin	14
B.	Influence du climat sur la survenue des thromboses veineuses	16
1.	Recrudescence hivernale	16
2.	Recrudescence automnale et printanière	21
3.	Absence de rythmicité annuelle	23
4.	Synthèse	23
IV.	Matériels et méthodes	25
A.	Objectif et type d'étude	26
B.	Données analysées	26
1.	Données météorologiques	26
2.	Incidence des thromboses veineuses	31
C.	Analyse statistique	33
V.	Résultats	34
1.	Répartition des différents types de temps	35
2.	Analyse univariée	35
3.	Analyse multivariée	50
VI.	Discussion	52
VII.	Conclusion	57
VIII.	Références bibliographiques	59
IX.	Liste des tableaux	64
X.	Annexes	67
	Annexe 1	68
	Annexe 2	69

CLASSIFICATION TYPOLOGIQUE DES DIFFERENTS TYPES DE TEMPS OBSERVES DEPUIS 1950 (F.Berthelot) — 69
- Objectif — 69
- Méthode — 69
- Classification typologique du temps observé à Rennes — 72
  - Création des roses des vents. — 79
  - Récapitulatif des caractéristiques de chaque classe — 80
- Classification typologique du temps observé à Brest — 85
  - Résultats de la classification — 85
- Classification typologique du temps observé à Alençon — 87
  - Résultats de la classification — 87
- Conclusion — 89

I. Introduction

L'homme ne peut être envisagé sans tenir compte de l'influence du milieu externe dans lequel il vit (1). Il ne se ressent pas seulement des conditions locales de son environnement, mais aussi des conditions générales du climat. Hippocrate a décrit l'influence des saisons sur la santé des hommes et sur leurs maladies. Les modifications sensibles du temps ont une importance considérable car elles modèlent l'homme qui acquiert, suivant le lieu où il vit, une nature impressionnée par le temps (2).

Cette relation entre l'environnement et les hommes a été remise en valeur au XIX siècle par Alexander v. Humboldt (1769-1859) qui a défini la biométéorologie et la bioclimatologie. La biométéorologie comprend les réactions des hommes face aux évènements climatiques et la bioclimatologie décrit l'influence du climat en un lieu donné sur la santé des hommes (3). De nombreux médecins ont constaté la survenue «en séries» de certaines affections comme les toxicoses du nourrisson, les infarctus du myocarde, les phlébites ou accidents vasculaires cérébraux (4) et chercher à relier cette augmentation de fréquence à des variations de la température, des orages, des vents, de l'humidité...

Il est cependant difficile de vérifier et de quantifier la part que peuvent avoir les conditions météorologiques dans l'étiologie et la pathogénie des maladies. En effet, beaucoup d'états pathologiques sont de causes multifactorielles (hérédité, mode de vie, alimentation...).

Des éléments scientifiques viennent à l'appui des constations empiriques, en particulier pour les pathologies cardiovasculaires. En effet, des études françaises et internationales, ont montré un lien entre la baisse de la température (5) ou de la pression atmosphérique (6) et l'incidence des accidents cardiovasculaires comme les infarctus du myocarde (7) ou les oedèmes pulmonaires (8). De même, les chutes de la température et de la pression atmosphérique majorent la survenue d'accidents vasculaires cérébraux, notamment à l'automne et en hiver (5-7, 9).

En ce qui concerne la maladie thrombo-embolique veineuse, les données de la littérature montrent des contradictions. En effet, certains travaux font état d'une augmentation de la fréquence des thromboses veineuses en hiver (10, 11), cette constation n'est pas retrouvée par d'autres auteurs (5, 12).

L'objectif de notre travail a donc été de mettre en évidence les liens éventuels entre les éléments climatologiques (température, pression, humidité et type de temps) et l'incidence des thromboses veineuses.

II. La thrombose veineuse

A. Définitions

La thrombose veineuse ou thrombophlébite est définie par la présence d'un caillot dans une veine.

La maladie thromboembolique veineuse peut se manifester sous deux autres formes, souvent considérées comme des complications de la thrombose veineuse: l'embolie pulmonaire et le syndrome post-phlébitique.

L'embolie pulmonaire correspond à la migration d'un thrombus vers les artères pulmonaires. La réduction du lit artériel pulmonaire accroît la résistance au débit sanguin, pouvant être responsable d'une hypertension artérielle pulmonaire, d'une augmentation de la post-charge du ventricule droit avec parfois un effondrement du débit cardiaque et le décès.

Le syndrome post-phlébitique est une complication tardive de la thrombose veineuse secondaire à l'altération des valvules bicuspides. Le retour veineux s'effectue moins bien, il en résulte une stase veineuse avec la sensation de jambes lourdes, des douleurs et parfois une claudication veineuse. Un œdème est souvent présent, associé à des troubles trophiques cutanés dont un des plus caractéristiques est la dermite ocre. A terme, les lésions cutanées peuvent aboutir à des ulcères variqueux.

B. Rappels anatomiques

Les veines des membres sont classées en veines superficielles et en veines profondes. Les veines superficielles des membres inférieurs sont les veines saphènes interne et externe et leurs affluents. Les veines profondes accompagnent les artères principales. Les veines perforantes relient les systèmes veineux superficiel et profond en de multiples endroits. Des valvules bicuspides sont présentes tout le long du système veineux pour diriger le flux veineux vers le cœur.

C. Physiopathologie

Les mécanismes de la thrombose, définis par la triade de Virchow décrite en 1856, sont la présence de lésions endothéliales au niveau des parois de la veine, l'activation de la coagulation et les modifications rhéologiques. La conséquence est une diminution du retour veineux entraînant une stase sanguine. La thrombose se développe le plus souvent en amont des valvules veineuses.

Le thrombus est initialement composé de plaquettes et de fibrine: l'agrégation plaquettaire créé un clou plaquettaire (thrombus blanc) suivi de la formation d'un large caillot de fibrine (thrombus rouge). Des hématies s'entremêlent ensuite avec la fibrine et le thrombus se propage dans la direction du flux sanguin. Soit la réponse inflammatoire de la paroi vasculaire est minime, soit elle se traduit par une infiltration granulocytaire, la perte de l'endothélium et un œdème. Tout caillot persistant s'organise, laissant une zone fibrotique qui se réendothélialise. Ce processus aboutit souvent à la destruction valvulaire et à une sténose, minime ou au contraire étendue de la veine.

La participation de la coagulation à la formation des thrombi est essentielle.
La coagulation se déroule en plusieurs étapes et nécessite l'intervention de nombreux facteurs, des zymogènes, de cofacteurs, et d'un substrat, le fibrinogène:

- La thrombine provient de la transformation de la prothrombine lors de la thrombinoformation.

  L'activation de la prothrombine en thrombine est réalisée par la prothrombinase dont le facteur essentiel est le facteur X activé. L'activation du facteur X se fait par deux voies différentes appelées intrinsèque et extrinsèque:
    - *La voie intrinsèque* dont l'activation initiale se fait par contact du sang avec des surfaces mouillables, entraîne l'activation du facteur XII. Cela induit une cascade de réactions mettant en jeu différents zymogènes dont l'activation aboutit à l'activation du facteur X.
    - *La voie extrinsèque*: les parois vasculaires et les tissus contiennent une thromboplastine tissulaire ou facteur tissulaire de nature

lipoprotéique dont la partie protéique est capable d'activer, en présence de calcium ionisé, la proconvertine ou facteur VII en facteur VII activé. Celui-ci, associé à la fraction lipidique de la thromboplastine active le facteur X en facteur X activé.

- L'étape finale est la fibrinoformation, elle résulte de la transformation du fibrinogène en fibrine par la thrombine (cf annexe 1).

D. Incidence

L'incidence globale de la maladie thromboembolique est de 1,83 ‰ par an (13, 14), soit respectivement, pour les thromboses veineuses profondes 1,24 ‰ par an et pour les embolies pulmonaires 0,6 ‰ par an (13).

L'incidence croît de manière exponentielle avec l'âge quel que soit le sexe (14, 15). Après 75 ans elle atteint 1 % (13). L'âge moyen de survenue de maladie thromboembolique est de 68 ±17 ans (13).

Le taux de récidive dans les mois qui suivent l'événement initial est de 7 % à 6 mois (14). Le risque de récidive serait plus élevé chez les hommes que chez les femmes avec un risque relatif égal à 3,6 (p<0,001) (15-17). Dans une étude, 25% des patients avaient un antécédent de thrombose veineuse profonde (13).

Aux Etats-Unis, le risque en fonction de l'origine ethnique a été calculé. Il est plus élevé dans les populations caucasiennes et afro-américaines que dans les populations hispaniques et asiatiques (14).

Dans 63 % des cas, la thrombose veineuse est survenue chez des patients à leur domicile, mais 16 % de ceux-ci avaient été hospitalisés dans les trois mois précédents la survenue de la pathologie veineuse (13).

Chez 25 à 50 % des patients présentant une première thrombose veineuse, aucun facteur de risque n'a été retrouvé (14).

E. Facteurs de risques

1. Age

Le risque augmente avec l'âge (13, 15).

2. Stase veineuse

Elle est favorisée par différentes circonstances comme l'alitement, la grossesse, l'obésité, le syndrome de Cockett, la position accroupie prolongée ou répétée.

3. Circonstances chirurgicales et obstétricales

Les interventions chirurgicales orthopédiques, thoraciques, abdominales, génito-urinaires et obstétricales présentent un risque accru de survenue de thromboses veineuses. De même les fractures du rachis, du pelvis, du fémur et du tibia représentent un risque important.

4. Circonstances médicales

Elles relèvent de différentes pathologies :
- Les néoplasies: du pancréas, des poumons, des ovaires, des testicules, de l'appareil urinaire, de l'appareil digestif
- Les syndromes myéloprolifératifs comme la maladie de Vaquez, la leucémie myéloïde chronique, la thrombocytémie
- Les syndromes infectieux
- Les maladies inflammatoires et les maladies de système: la rectocolite ulcéro-hémorragique, la maladie de Crohn, la maladie de Behçet, la maladie de Buerger, le lupus érythémateux aigu disséminé
- Le syndrome néphrotique et la thrombose de la veine rénale
- Les cardiopathies telles que l'infarctus aigu du myocarde, l'insuffisance cardiaque congestive et les troubles du rythme
- Les accidents vasculaires cérébraux
- Les anomalies de l'hémostase comme le déficit en anti-thrombine III, en protéine C ou en protéine S, la résistance à la protéine C activée, les anomalies de la fibrinolyse, les anticorps anti-phospholipides, la

coagulation intra vasculaire disséminée, l'hyperhomocystéinémie, la dysfibrogénémie
- Les antécédents de thrombose veineuse profonde.

5. Causes iatrogènes

- Les oestroprogestatifs, en traitement contraceptif ou substitutif, en fonction de la dose d'oestrogènes (15)
- Les thrombopénies secondaires aux traitements par héparine
- D'autres médicaments peuvent être en cause comme les corticoïdes, les stéroïdes, les chimiothérapies anticancéreuses.

F. Diagnostic

L'échographie veineuse des membres inférieurs par compression est devenue l'examen de choix pour le diagnostic des thromboses veineuses proximales symptomatiques avec une sensibilité de 97 % et une spécificité de 98 % par rapport à la phlébographie.

Le seul critère diagnostique validé est l'absence de compressibilité ou la compressibilité partielle de la veine à l'échographie, les anomalies de flux à l'examen doppler n'ayant pas de valeur diagnostique (18).

La visualisation des veines profondes par l'ultrasonographie bidimensionnelle permet de voir directement le thrombus et de faire indirectement le diagnostic lorsque les veines ne se collabent pas sous l'effet des manœuvres de compression. Cette technique décèle et localise les thromboses du tronc collecteur, surtout si elles sont totalement obstructives.

La sensibilité de cet examen est de 89 % pour les thromboses veineuses proximales et de 78 % pour l'ensemble des thromboses veineuses. La spécificité pour les thromboses veineuses proximales est de 98 %. Pour les thromboses veineuses proximales, la valeur prédictive positive est de 91 % et la valeur prédictive négative est de 98 % (19).

En revanche, la sensibilité de l'échographie pour les thromboses limitées au mollet, qui constituent environ 20 % des thromboses veineuses symptomatiques, est de 60 % et la spécificité probablement plus basse (18).

III. Les données météorologiques

A. Définitions

1. Climat

Le climat peut être conçu comme la suite et la somme des éléments physiques et chimiques qui, dans un espace donné, compte tenu de sa position en latitude, de l'allure de son substratum et de son encadrement géographique, caractérisent l'atmosphère au contact de la surface terrestre (20).

2. Pression atmosphérique

C'est la pression ou la force par unité d'aire exercée par l'atmosphère en vertu de son poids sur une surface donnée. Elle est équivalente au poids d'une colonne d'air s'étendant au-dessus d'une surface d'aire unité jusqu'à la limite supérieure de l'atmosphère. Elle est mesurée en hectopascals (hPa).

3. Température

C'est une notion familière qui a pour origine nos sensations de chaud et de froid. Il existe une échelle internationale pratique de température, elle est définie par les conférences internationales des Poids et Mesures « de telle façon que la température dans cette échelle soit une étroite approximation de la température thermodynamique (proposée en 1852 par Lord Kelvin comme une grandeur mesurable indépendamment de l'appareil de mesure). Les différences demeurant dans les limites actuelles de l'exactitude des mesures ».

Elle est mesurée en degrés Celsius (C°) (21).

4. Humidité relative

Une masse ou une particule d'air ne peut contenir qu'une quantité limitée de vapeur d'eau. La quantité de vapeur d'eau présente à un instant donné s'exprime en pourcentage de cette quantité maximale (%). Ce pourcentage est l'humidité relative de l'atmosphère.

5. Vent

L'air se déplace des zones de hautes pressions vers les zones de basses pressions sous l'impulsion de la force de gradient de pression. Il s'écoule plus vite en présence d'un fort gradient de pression. La vitesse du vent s'exprime en kilomètres par heure (km/h). Depuis 1956 l'unité internationale est exprimée en nœuds (kt).

6. Précipitations

Ce sont les hydrométéores qui se présentent sous forme d'une chute de particules. Les formes de précipitation sont: la pluie, la bruine, la neige, la neige en grains, la neige roulée, le poudrin de glace, la grêle, le grésil et les particules de glace. Elles sont mesurées en millimètres d'eau équivalente (mm).

7. Saisons dans l'hémisphère boréal

a) Printemps

Cette saison s'étend du 20 ou 21 mars au 21 ou 22 juin (solstice d'été).

b) Eté

Cette saison s'étend du 21 ou 22 juin au 22 ou 23 septembre (équinoxe d'automne).

c) Automne

Cette saison commence le 22 ou 23 septembre et finit le 21 ou le 22 décembre (solstice d'hiver).

d) Hiver

Cette saison commence le 21 ou le 22 décembre et finit le 20 ou le 21 mars (équinoxe de printemps).

8. Classification en types de temps

Le climat peut être caractérisé par la conjonction des différents paramètres atmosphériques sous forme de « types de temps ». Il existe plusieurs classifications comme la classification de Bénichou ou la classification de Gerbier et Cohen (8).

Le Centre Interrégional Ouest de Météo France nous propose une modélisation en type de temps plus simple en vue d'une utilisation pratique en routine.

Cette méthodologie, élaborée par F. Berthelot à partir des données météorologiques des centres de Rennes, Alençon et Brest, a été appliquée à Angers en prenant en compte les éléments suivants :
- la température minimale et la température maximale de la journée,
- les précipitations pluvieuses (en mm),
- la pression atmosphérique moyenne (hPa) rapportée au niveau de la mer,
- la direction et la force du vent mesurées à une hauteur de 10 mètres à midi,
- les indications permettant de savoir la présence ou l'absence de neige, de brouillard, d'orage (noté 0 ou 1 en fonction de la présence ou de l'absence de la donnée),
- l'ensoleillement (résultat de la différence entre la température maximale et la température minimale: plus la différence est importante plus le taux d'ensoleillement est élevé)
- la saison.

La répartition des différentes journées pour chaque poste a été réalisée par une analyse en composante principale à l'aide des onze variables. La classification en type de temps a été réalisée en nuées dynamiques. Les centres de chaque classe sont recalculés jusqu'à l'obtention d'une partition stable (cf annexe 2).

Dix types de temps ont donc été définis tableau 1.

Type de temps		Moyenne des paramètres	Rose des vents
Classe 1	Frais et neigeux	Minimales = 1.0°C Ensoleillement = 5.6 Pluie = 9.8 mm Pression = 1005 Hpa	
	Hiver		
Classe 2	Gris sans pluie	Minimales = 6.5°C Ensoleillement = 6.3 Pluie = 1.6 mm Pression = 1016 Hpa	
	Automne-Hiver		
Classe 3	Anticyclonique et froid	Minimales = 0.0°C Ensoleillement = 5.9 Pluie = 0.4 mm Pression = 1024 Hpa	
	Hiver		
Classe 4	Frais, pluvieux et venteux	Maximales = 17.8°C Ensoleillement = 6.2 Pluie = 17.7 mm Pression = 1003 Hpa	
	Été-Automne		
Classe 5	Très chaud et ensoleillé	Maximales = 28.7°C Ensoleillement = 15.1 Pluie = 0.2 mm Pression = 1018 Hpa	
	Été		
Classe 6	Gris et pluvieux	Minimales = 8.2°C Ensoleillement = 4.7 Pluie = 6.8 mm Pression = 1006 Hpa	
	Automne-Hiver		
Classe 7	Anticyclonique de Nord-Est	Maximales = 20.6°C Ensoleillement = 12.5 Pluie = 0.1 mm Pression = 1021 Hpa	
	Printemps-Été		
Classe 8	Dépressionnaire	Maximales = 20.3°C Ensoleillement = 7.6 Pluie = 3.8 mm Pression = 1010 Hpa	
	Printemps-Été		
Classe 9	Anticyclonique et ensoleillé	Minimales = 2.8°C Ensoleillement = 9.6 Pluie = 0.8 mm Pression = 1016 Hpa	
	Automne-Hiver		
Classe 10	Flux d'Ouest ensoleillé	Maximales = 21.2°C Ensoleillement = 9.5 Pluie = 0.8 mm Pression = 1016 Hpa	
	Printemps-Été		

Tableau 1 Description des dix classes de temps

9. Définition du climat angevin

Le climat du Maine-et-Loire est avant tout un climat de type océanique tempéré, caractérisé par :
- Une fréquence faible des valeurs extrêmes
- Un régime de pluies soumis à la proximité de l'océan : l'essentiel des précipitations provient de l'ouest.

Plus en détails nous observons quelques différences au sein du département :

a) Précipitations

La hauteur moyenne des précipitations est variable (580 à 820 mm/an) en fonction essentiellement du relief (les régions à l'ouest des collines sont plus arrosées que celles à l'est) et, à un moindre degré, du type de sol et de la végétation. Ainsi la région de Bégrolles en Mauge est la plus arrosée (plus de 800 mm/an), alors que celle de Brissac (le Layon en général) est la plus sèche. Elément remarquable, certains secteurs de l'Anjou (bassin du Layon, Angers) sont parmi les régions les moins arrosées de France avec 650 mm annuels.

b) Températures

La France fait partie des régions «tempérées», ce qui signifie que les températures sont en général bien supportées par le corps humain. La proximité de l'océan fait que nous connaissons peu de températures extrêmes (très froides ou très chaudes). Cependant, une nuance doit être apportée: l'Est du Maine-et-Loire, le Baugeois en particulier, connaît des températures en hiver plus basses que le reste du département et en été des chaleurs un peu plus fortes. L'effet continental commence à être ressenti sur ce secteur.

Pour les températures, des influences locales peuvent jouer : la proximité de la Loire (il gèle beaucoup plus rarement sur les rives de la Loire en raison de l'inertie due à la masse d'eau proche et les températures en été sont adoucies) ou celle d'une forêt, qui capte la chaleur et l'humidité.

A titre d'exemple, lors de la canicule de l'été 2003, le Maine-et-Loire était moins chaud (de l'ordre de un à deux degrés) que l'ensemble des départements limitrophes.

c) Humidité

Le corps humain est sensible à la quantité de vapeur d'eau contenue dans l'air. Dans les régions tempérées, elle est tout à fait supportable, à l'inverse des régions tropicales où les températures élevées permettent un fort taux de vapeur d'eau.

d) Pression atmosphérique

Il existe peu de variations rapides de la pression atmosphérique dans notre région, qui n'est soumise en général ni aux tempêtes tropicales ni aux perturbations les plus violentes. Cependant, des exceptions peuvent survenir comme fin décembre 1999, et nous pouvons observer aussi des variations très rapides lors de phénomènes de type orageux.

Sous ce type de climat, les saisons sont bien marquées. Les inter-saisons (période de basculement d'une saison à une autre) sont plus ou moins longues. Quand elles sont courtes, nous assistons en quelques jours à un «basculement» des conditions météorologiques.

B. Influence du climat sur la survenue des thromboses veineuses

1. Recrudescence hivernale

Plusieurs travaux ont suggéré une augmentation de la fréquence de la maladie thromboembolique en période hivernale (22-24).

En 1977, une étude australienne a montré que l'incidence des thromboses veineuses profondes augmentait pendant les mois froids de l'année: 24 % de mai à octobre contre 6 % novembre à avril (p<0,05). Cette différence était plus marquée chez les patients de plus de 40 ans: 30 % versus 6 %, p<0,02 (22).

Une étude danoise a retrouvé une prédominance des thromboses entre les mois d'octobre et mars (25).

Des études autopsiques rétrospectives réalisées au Royaume-Uni (26, 27) ont retrouvé une mortalité accrue liée à la maladie thromboembolique entre les mois de novembre et de février (p<0,01).

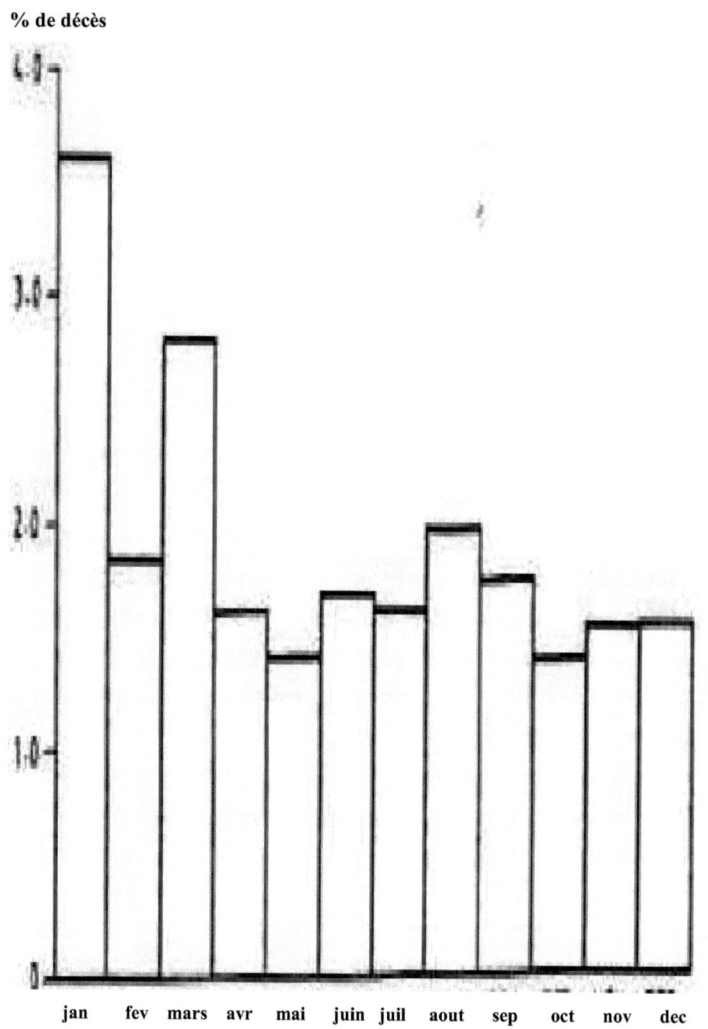

Tableau 2 Variation mensuelle des embolies pulmonaires létales au Royaume-Uni (26).

En Ecosse, des informations sur les patients hospitalisés ont permis d'évaluer la mortalité liée à la pathologie thromboembolique veineuse et sa répartition. Elle est plus importante en décembre-janvier qu'en juin-juillet et août (28).

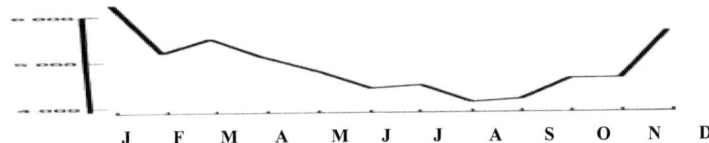

Tableau 3 Mortalité totale mensuelle en Ecosse liée à la pathologie thrombo-embolique entre 1971 et 1975 (28).

Une étude a été réalisée en France entre 1995 et 1998 grâce aux données PMSI nationales incluant 65081 patients hospitalisés pour une thrombose veineuse et 62237 patients hospitalisés pour une embolie pulmonaire. Elle retrouve un nombre d'admissions pour ces motifs plus important l'hiver que l'été (p<0,0001) (29).

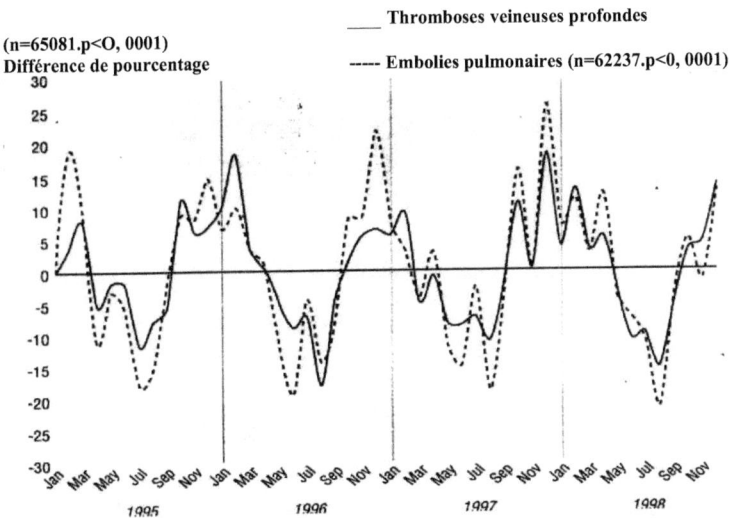

Tableau 4 Variation des admissions hospitalières en France pour thrombose veineuse profonde et pour embolie pulmonaire (29)

Une analyse rétrospective des variations saisonnières des survenues des thromboses veineuses profondes a montré que la fréquence des thromboses est significativement plus importante pendant l'hiver (octobre à mars) que pendant l'été (avril à septembre) (p<0,001). Les thromboses veineuses profondes distales sont plus fréquentes l'hiver alors que les thromboses veineuses profondes proximales sont plus souvent diagnostiquées l'été (p<0,01) (11).

Une étude italienne a montré une augmentation de l'incidence de la maladie thromboembolique à la fin de la saison hivernale, entre janvier et avril (p<0,04), avec un pic en février. L'intervalle de confiance est à 95 % entre janvier et mars (30).

De même, un autre travail réalisé en Italie a trouvé que les décès liés à une embolie pulmonaire étaient plus fréquents l'hiver, du mois de décembre au mois d'avril (p<0,009) avec un pic au mois de janvier (31).

Ce résultat est superposable à celui obtenu dans des études rétrospectives à partir d'autopsies de patients décédés d'une embolie pulmonaire, ces travaux montrant un pic de fréquence au mois de janvier (p=0,002) (32, 33).

Une étude, réalisée sous un climat de type subtropical, a montré qu'en comparant chaque saison par rapport au reste de l'année, il n'y avait pas de différence statistiquement significative.

En comparant les saisons entre elles, le printemps était plus favorable que l'été à la survenue d'une thrombose (p<0,05).

En comparant chaque mois par rapport au reste de l'année, le mois de décembre faisait apparaître une augmentation du risque pathogène (p=0,05).

Enfin, cette étude a comparé les bimestres et il en résultait deux pics, l'un en juin-juillet et l'autre en novembre-décembre (p<0,02) (34).

Nombre d'autopsies
Pour embolie pulmonaire

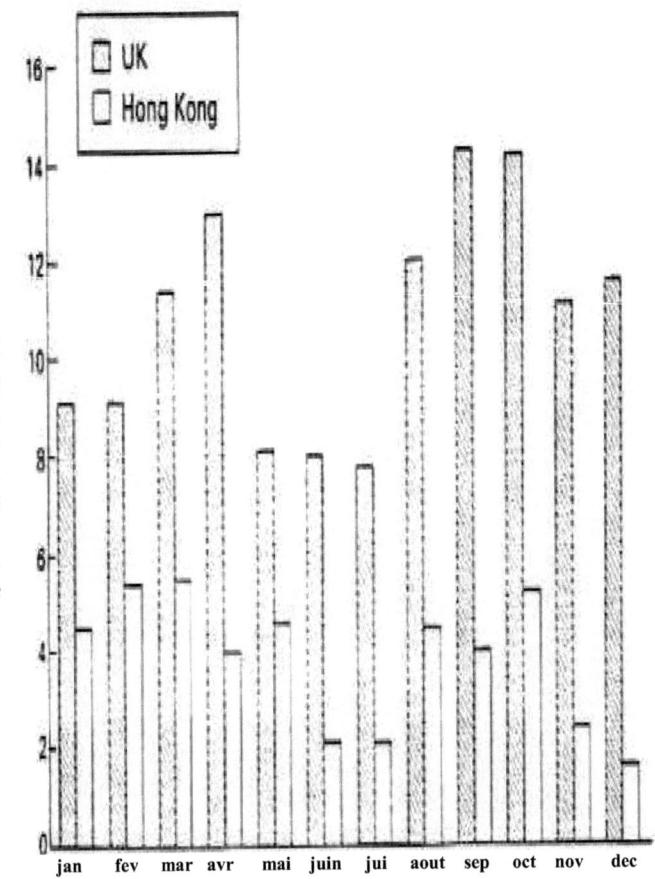

Tableau 5 Variation mensuelle du nombre d'autopsies présentant une embolie pulmonaire à Hong Kong et au Royaume-Uni (34).

Un autre travail n'a pas trouvé de prédominance significative d'une saison par rapport à une autre même si une certaine recrudescence de la maladie thromboembolique a été remarquée en hiver et à la saison estivale (35).

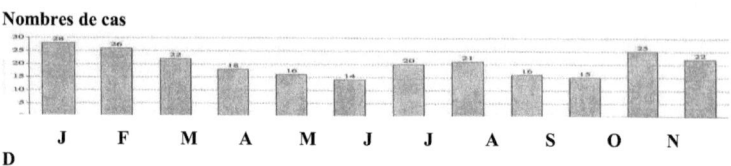

Tableau 6 Distribution circannuelle de la maladie thrombo-embolique en Italie (35).

2. Recrudescence automnale et printanière

Des travaux et des constatations cliniques ont mis en évidence une double rythmicité annuelle de la maladie thromboembolique, au printemps et à l'automne (36-39).

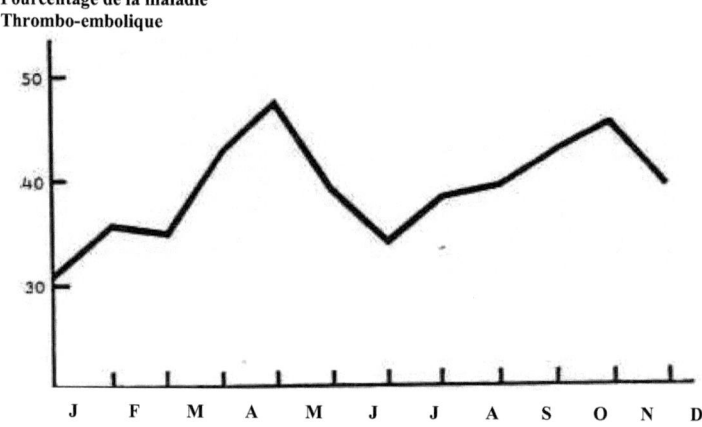

Tableau 7 Incidence saisonnière de la maladie thrombo-embolique à New York (36).

Une étude a montré que l'automne était plus à risque que la période décembre-janvier ($p<0,05$) et que le reste de l'année ($p<0,01$). Il apparaissait aussi que pendant les périodes d'avril et de septembre-octobre, il y avait statistiquement plus de risque d'embolie pulmonaire que le reste de l'année ($p<0,05$) (40).

Variation mensuelle des autopsies avec une embolie pulmonaire massive

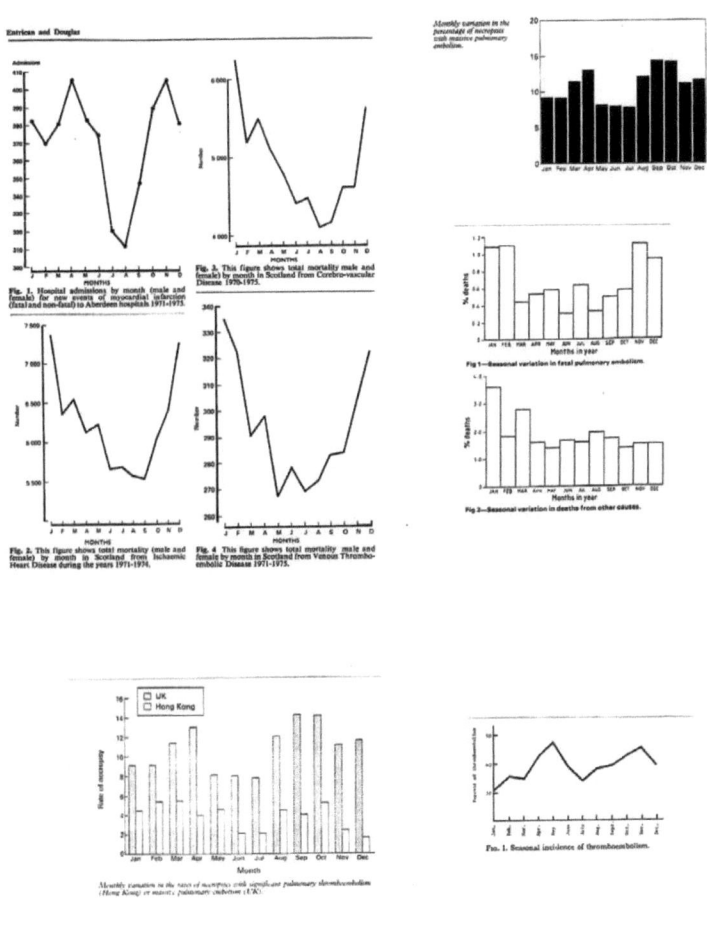

Tableau 8 Variation mensuelle à Birmingham (Royaume-Uni) du pourcentage d'autopsies avec une embolie pulmonaire massive (40).

Dès l'année 1940, certains auteurs ont évoqué un lien possible entre la survenue d'embolies pulmonaires et le passage précédemment de périodes orageuses ou de fronts météorologiques (41, 42). Popkin a remarqué que les phénomènes thromboemboliques survenaient plus fréquemment quand la pression atmosphérique était basse, comme avant les orages, notamment au printemps et à l'automne (37).

3. Absence de rythmicité annuelle

Certaines études n'ont pas retrouvé de rythmicité saisonnière dans la survenue de la maladie thromboembolique.

Deux études portant sur des résultats autopsiques n'ont montré ni variation mensuelle ni variation saisonnière dans la survenue de l'embolie pulmonaire (43, 44).

Les mêmes constatations ont été observées en Belgique et en Suisse où, sur de petites cohortes de patients (n= 512 et n= 481), aucune variation saisonnière n'a été mise en évidence (45, 46).

Un travail rétrospectif suisse sur des données enregistrées de façon prospective, a été réalisé avec une importante cohorte (n=7303 et n=1905), sous un climat défini comme tempéré continental.

Il n'a pas mis en évidence de variation saisonnière du nombre des cas suspects ou avérés de thrombose veineuse profonde (p=0,99 et p=0,14). De même, aucune variation mensuelle n'a été retrouvée (p=0,43 et p=0,27) (47).

Une étude épidémiologique réalisée aux Etats-Unis grâce à deux banques de données, sur une période de 21 ans, n'a pas retrouvée de rythmicité dans la survenue de la maladie thromboembolique que ce soit pour les embolies pulmonaires, les thromboses veineuses profondes ou la survenue concomitante des deux (12). Cette étude a soulevé des commentaires notamment à cause d'un découpage ne tenant pas compte de la rythmicité saisonnière, ceci pouvant induire un biais (48).

Par ailleurs, une étude multicentrique internationale n'a pas mis en évidence de relation entre les thromboses veineuses profondes et les différents facteurs climatiques ni de variations saisonnières dans la survenue de ces thromboses (5).

4. Synthèse

Les données de la littérature suggèrent une rythmicité annuelle dans la survenue de la maladie thromboembolique, fait non constaté par d'autres travaux réalisés dans d'autres régions du monde à d'autres périodes. Cette discordance apparente pourrait être le reflet de l'absence de précision sur les éléments analysés.

En effet, la plupart de ces travaux ont recherché un lien entre l'incidence des thromboses veineuses et les changements de saisons ou les mois de l'année. Mais elles n'ont pas analysé précisément les données météorologiques comme la force du vent, la pression barométrique, la température environnementale, les heures d'ensoleillement…ou la combinaison de ces facteurs selon le type de temps (28). Or si on peut penser que pour une région donnée, il existe une certaine reproductibilité temporelle des variations climatologiques, cette reproductibilité saisonnière n'est que très relative et ne peut probablement pas être extrapolée à une autre région du monde.

Inversement, si un ou plusieurs éléments météorologiques influencent la survenue des thromboses veineuses, il devrait être possible de mettre en évidence un lien statistique entre cet ou ces éléments et le nombre de thromboses diagnostiquées par unité de temps indépendamment du moment et du lieu.

IV. Matériels et méthodes

A. Objectif et type d'étude

L'objectif principal de cette étude était d'évaluer le rôle du climat dans la survenue des thromboses veineuses profondes.

Nous avons étudié l'influence des données physiques individuelles et des données globales climatiques (les différents types de temps). Puis nous avons recherché quels facteurs indépendants étaient associés aux thromboses veineuses profondes.

Pour cela, nous avons comparé les données météorologiques enregistrées par Météo France à Angers et le nombre de thromboses veineuses diagnostiquées au CHU d'Angers par unité de temps (période de trois jours).

Il s'agit d'étude rétrospective, unicentrique réalisée entre le 2 janvier 2000 et le 2 décembre 2002 soit une durée de trois ans.

B. Données analysées

1. Données météorologiques

Les données météorologiques ont été collectées auprès du Centre Départemental de Maine-et-Loire de Météo France situé à Beaucouzé. La pression atmosphérique (hPa), la température (C° et 1/10) et l'humidité relative (%) étaient mesurées toutes les 3 heures.

Un type de temps était défini pour chaque jour selon la classification de F. Berthelot (cf annexe 1).

a) Critères de prise en compte des variables météorologiques qualitatives

A partir des relevés de Météo France, pour chaque journée, nous avons calculé les valeurs moyennes de chaque variable météorologique.

Les variables quantitatives: température, pression atmosphérique et humidité ont été transformées en variables qualitatives, ordonnées en trois modalités:

- Moins un écart type à la moyenne
- Entre moins un écart type inclus et un écart type exclus à la moyenne
- Supérieur ou égal à un écart type à la moyenne.

La distribution des variables qualitatives pendant la période de l'étude est présentée dans le tableau 9.

		Humidité moyenne sur la journée	Variation de l' humidité au cours de la journée	Variation de l' humidité entre le jour et la veille	Température moyenne sur la journée	Variation de la température dans la journée	Variation de la température entre le jour et la veille	Pression moyenne sur une journée	Variation de pression au cours d'une journée	Variation de pression entre le jour et la veille
Nombre de journées	Valide	1066	1066	1066	1066	1066	1066	1066	1066	1066
	Manquante	0	0	0	0	0	0	0	0	0
Moyenne		81,30406	32,11	-0,0053	12,4134	7,79	0,00162	1010,544	-0,016	-0,0098
Médiane		82,37500	32,00	-0,2500	12,5375	7,20	0,02500	1011,362	-0,100	-0,0312
Ecart type		9,435391	14,948	7,83775	5,48322	3,754	2,047128	9,069481	5,7493	5,37364
Variance		89,027	223,428	61,430	30,066	14,090	4,191	82,256	33,055	28,876
Valeur Minimum		50,125	0	-30,38	-3,60	1	-8,900	969,3750	-30,6	-25,44
Valeur Maximum		100,000	70	33,88	26,30	19	7,888	1032,837	21,0	19,90
Somme		86670,12	34233	-5,63	13232,71	8303	1,725	1077240,86	-16,8	-10,44
Centile	25	75,37500	21,00	-5,0000	8,7594	4,90	-1,30313	1005,171	-3,500	-3,4250
	50	82,37500	32,00	-0,2500	12,5375	7,20	0,02500	1011,362	-0,100	-0,0312
	75	88,62500	44,00	4,6250	16,3906	10,30	1,25000	1016,025	3,300	3,0656

Tableau 9 Répartition des variables qualitatives.

b) Variables météorologiques analysées

(1) Humidité moyenne (%)

La répartition de cette variable est la suivante:

- Hmoy 1 comprise entre [50,1 ; 71,9[
- Hmoy 2 comprise entre [71,9 ; 90,7[
- Hmoy 3 comprise entre [90,7 ; 100]

	Nombre	Moyenne
[50,1 ; 71,9[	175	1,55
[71,9 ; 90,7[	713	1,70
[90,7 ; 100]	178	1,98
Total	1066	1,73

Tableau 10 Répartition de l'humidité moyenne.

(2) Variation de l'humidité dans la journée (%)

La répartition de cette variable est la suivante:

- ΔHj1 comprise entre [0 ; 17,1[
- ΔHj2 comprise entre [17,1 ; 47,6[
- ΔHj3 comprise entre [47,6 ; 70]

	Nombre	Moyenne
[0 ; 17,1[	197	2,13
[17,1 ; 47,6[	678	1,65
[47,6 ; 70]	191	1,57
Total	1066	1,73

Tableau 11 Répartition de la variation de l'humidité dans la journée.

(3) Variation de l'humidité entre le jour et la veille (%)

La répartition de cette variable est la suivante:

- ΔH (j ; j-1) 1 comprise entre [-30,4 ; -7,8[
- ΔH (j ; j-1) 2 comprise entre [-7,8 ; 7,8[

- ΔH (j ; j-1) 3 comprise entre [7,8 ; 33,9]

	Nombre	Moyenne
[-30,4 ; -7,8[	164	1,51
[-7,8 ; 7,8[	752	1,78
[7,8 ; 33,9]	150	1,67
Total	1066	1,73

Tableau 12 Répartition de la variation de l'humidité entre le jour et la veille.

(4) Température moyenne (C°)

La répartition de cette variable est la suivante:
- Tmoy1 comprise entre [-3,6 ; 6,9[
- Tmoy2 comprise entre [6,9 ; 17,9[
- Tmoy3 comprise entre [17,9 ; 26,3]

	Nombre	Moyenne
[-3,6 ; 6,9[	162	1,73
[6,9 ; 17,9[	717	1,76
[17,9 ; 26,3]	187	1,60
Total	1066	1,73

Tableau 13 Répartition de la température moyenne.

(5) Variation de la température moyenne entre le jour et la veille (C°)

La répartition de cette variable est la suivante:
- ΔT (j ; j-1) 1 comprise entre [-8,9 ; -2[
- ΔT (j ; j-1) 2 comprise entre [-2 ; 2[
- ΔT (j ; j-1) 3 comprise entre [2 ; 7,9]

	Nombre	Moyenne
[-8,9 ; -2[	149	1,70
[-2 ; 2[	762	1,71
[2 ; 7,9]	155	1,81
Total	1066	1,73

Tableau 14 Répartition de la variation de la température moyenne entre le jour et la veille.

(6) Pression atmosphérique moyenne (hPa)

La répartition de cette variable est la suivante:

- Pmoy1 comprise entre [969,37 ; 1001[
- Pmoy2 comprise entre [1001 ; 1019[
- Pmoy3 comprise entre [1019 ; 1032,83]

	Nombre	Moyenne
[969,37 ; 1001[	137	2,03
[1001 ; 1019[	761	1,72
[1019 ; 1032,83]	168	1,52
Total	1066	1,73

Tableau 15 Répartition de la pression atmosphérique moyenne.

(7) Variation de la pression atmosphérique dans la journée (hPa)

La répartition de cette variable est la suivante:

- $\Delta Pj1$ comprise entre [-30,6 ; -5,74[
- $\Delta Pj2$ comprise entre [-5,74 ; 5,74[
- $\Delta Pj3$ comprise entre [5,74 ; 21]

	Nombre	Moyenne
[-30,6 ; -5,74[	136	2,00
[-5,74 ; 5,74[	785	1,66
[5,74 ; 21]	145	1,83
Total	1066	1,73

Tableau 16 Répartition de la variation de pression dans la journée.

(8) Variation de la pression atmosphérique entre le jour et la veille (hPa)

La répartition de cette variable est la suivante:
- ΔP (j ; j-1) 1 comprise entre [-25,4 ;-5,4[
- ΔP (j ; j-1) 2 comprise entre [-5,4 ; 5,4[
- ΔP (j ; j-1) 3 comprise entre [5,4 ; 19,9]

	Nombre	Moyenne
[-25,4 ;-5,4[	156	1,88
[-5,4 ; 5,4[	765	1,70
[5,4 ; 19,9]	145	1,70
Total	1066	1,73

Tableau 17 Répartition de la variation de pression entre le jour et la veille.

2. Incidence des thromboses veineuses

L'étude a été réalisée à partir de la base de données du laboratoire d'exploration vasculaire du CHU d'Angers. Tous les résultats des examens échographiques à visée diagnostique de thrombose veineuse des membres inférieurs sur la période considérée ont été analysés (n=3912).

a) Critères d'inclusion et d'exclusion

Nous n'avons considéré pour cette analyse que les thromboses veineuses profondes découvertes à l'examen échographique.

Nous avons exclus :
- Les examens réalisés à titre systématique dans le cadre d'un bilan pré ou post-opératoire, d'un bilan médical ou d'un protocole (n=1026),
- Les patients ayant un traitement par anti-vitamine K (n=110),
- Les examens dont les données étaient insuffisantes pour l'étude (n=500),
- Les examens échographiques normaux, indéterminés ou douteux ou concluant à une thrombose veineuse superficielle (n=1670).

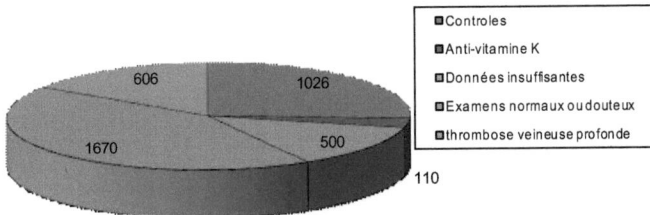

Seuls les 606 examens positifs, c'est à dire retrouvant une thrombose veineuse profonde ont été analysés.

b) Population de l'étude

La description de la population présentant une thrombose veineuse profonde durant cette période est la suivante :
- La population est composée de 358 femmes et de 248 hommes, sexe ratio: 0,69.
- L'âge moyen est de 67 ans avec un écart type de 18,6 ans (âge minimum: 16 ans, âge maximum: 100 ans).

c) Localisation des thromboses veineuses profondes

Les veines profondes distales comprennent les veines profondes du mollet jusqu'aux veines poplitées exclues. A partir des veines poplitées, ce sont les veines profondes proximales.

La répartition des thromboses veineuses profondes (TVP) parmi les 606 résultats positifs valides est reportée dans le tableau 18.

	Nombre	Pourcentage
TVP distale	323	53,3
TVP proximale	283	46,7
Total	606	100

Tableau 18 Localisation des thromboses veineuses profondes.

d) Critère d'évaluation

Le critère d'évaluation est le nombre de thromboses veineuses profondes diagnostiquées au laboratoire d'exploration vasculaire du CHU d'Angers pendant une période de trois jours.

Ce délai de trois jours a été choisi pour deux raisons principales :
- L'absence d'examen échographique le samedi et le dimanche obligeant à prendre un pas d'au moins trois jours.
- Des travaux sur l'infarctus du myocarde ont montré qu'un pas de trois jours était préférable à un pas plus important (20).

C. Analyse statistique

L'analyse statistique a été effectuée à l'aide du logiciel SPSS®.

Nous avons étudié le lien entre chaque variable climatique et le nombre de thromboses veineuses profondes dans les trois jours, par un test de corrélation des variables quantitatives et par comparaison des moyennes selon une analyse de la variance (ANOVA) avec un risque α de 5 % pour les variables qualitatives. Afin de déterminer le ou les paramètres explicatifs indépendants, les éléments significatifs en analyse univariée ont été inclus dans une analyse multivariée de type régression linéaire.

V. Résultats

1. Répartition des différents types de temps

Pendant la période de l'étude nous avons comptabilisé la survenue journalière de chaque type de temps dont la répartition est reportée dans le tableau 19.

Type de temps	Nombre de jours	Pourcentage
1	4	0,4
2	193	18,1
3	85	8,0
4	38	3,6
5	107	10,0
6	107	10,0
7	150	14,1
8	129	12,1
9	95	8,9
10	159	14,9
Total	1067	100,0

Tableau 19 Répartition des classes de temps sur la période de l'étude.

2. Analyse univariée

a) Humidité moyenne

Une corrélation bivariée a montré qu'il y avait un lien significatif (p=0,001) entre l'humidité moyenne dans la journée et le nombre de thromboses veineuses profondes dans les trois jours.

Nous avons ordonné en trois groupes les taux d'humidité et fait une comparaison de leur moyenne par une analyse de la variance (ANOVA).

Variable dépendante : TVP dans les 3 jours

	Somme des carrés	ddl	Moyenne des carrés	F	Signification
Inter-groupes	17,273	2	8,637	3,500	0,031
Intra-groupes	2622,742	1063	2,467		
Total	2640,015	1065			

Tableau 20 ANOVA de l'humidité moyenne inter-groupes

Tableau 21 Comparaisons multiples intra-

Variable dépendante : TVP dans les 3 jours

	(I) écart à la moyenne de l'humidité moyenne	(J) écart à la moyenne de l'humidité moyenne	Différence des moyennes (I – J)	Erreur standard	Signification	Intervalle de confiance à 95%	
						Borne inférieure	Borne supérieure
Test de Tukey	[50,1 ; 71,9[	[71,9 ; 90,7[	-0,150	0,133	0,496	-0,46	0,16
		[90,7 ; 100]	-0,429 (*)	0,167	0,028	-0,82	-0,04
	[71,9 ; 90,7[	[50,1 ; 71,9[	0,150	0,133	0,496	-0,16	0,46
		[90,7 ; 100]	-0,279	0,132	0,086	-0,59	0,03
	[90,7 ; 100]	[50,1 ; 71,9[	0,429 (*)	0,167	0,028	0,04	0,82
		[71,9 ; 90,7[	0,279	0,132	0,086	-0,03	0,59

(*) La différence des moyennes est significative au risque 0,05.

Lorsque le taux d'humidité moyen sur une journée est supérieur à 90,7 %, le nombre de thromboses veineuses profondes diagnostiquées dans les trois jours suivants, est statistiquement plus important que lorsque le taux d'humidité moyen est inférieur à 71,9 % avec p= 0,028.

b) Variation de l'humidité dans la journée

Une corrélation bivariée a montré qu'il y avait un lien significatif ($p<0,001$) entre la variation moyenne dans la journée et le nombre de thromboses veineuses profondes dans les trois jours.

Nous avons ordonné en trois groupes les variations de l'humidité dans la journée et fait une comparaison de leur moyenne par une analyse de la variance (ANOVA).

Variable dépendante : TVP dans les 3 jours

	Somme des carrés	ddl	Moyenne des carrés	F	Signification
Inter-groupes	40,798	2	20,399	8,343	0,000
Intra-groupes	2599,217	1063	2,445		
Total	2640,015	1065			

Tableau 22 ANOVA de la variation de l'humidité dans la journée inter-groupes

Variable dépendante : TVP dans les 3 jours

	(I) écart à la moyenne de la variation de l'humidité dans la journée	(J) écart à la moyenne de la variation de l'humidité dans la journée	Différence des moyennes (I – J)	Erreur standard	Signification	Intervalle de confiance à 95%	
						Borne inférieure	Borne supérieure
Test de Tukey	[0 ; 17,1[	[17,1 ; 47,6[	0,480 (*)	0,127	0,000	0,18	0,78
		[47,6 ; 70]	0,561 (*)	0,159	0,001	0,19	0,93
	[17,1 ; 47,6[	[0 ; 17,1[	-0,480(*)	0,127	0,000	-0,78	-0,18
		[47,6 ; 70]	0,081	0,128	0,801	-0,22	0,38
	[47,6 ; 70]	[0 ; 17,1[	-0,561 (*)	0,159	0,001	-0,93	-0,19
		[17,1 ; 47,6[	-0,081	0,128	0,801	0-,38	0,22

Tableau 23 Comparaisons multiples intra-groupes

(*) La différence de moyennes est significative au risque 0,05.

Lorsque la variation du taux d'humidité sur une journée est inférieure à 17%, le nombre de thromboses veineuses profondes diagnostiquées dans les trois jours suivants, est statistiquement plus important que lorsque la variation du taux d'humidité est supérieure ou égale à 17% avec p<0,001.

c) Variation de l'humidité entre le jour et la veille

Une corrélation bivariée a montré qu'il n'y avait pas de lien significatif (p=0,497) entre les variations de l'humidité entre le jour et la veille et le nombre de thromboses veineuses profondes dans les trois jours.

Nous avons ordonné en trois groupes les variations de l'humidité entre le jour et la veille et fait une comparaison de leur moyenne par une analyse de la variance (ANOVA).

Variable dépendante : TVP dans les 3 jours

	Somme des carrés	ddl	Moyenne des carrés	F	Signification
Inter-groupes	10,377	2	5,189	2,097	0,123
Intra-groupes	2629,638	1063	2,474		
Total	2640,015	1065			

Tableau 24 ANOVA de la variation de l'humidité entre le jour et la veille inter-groupes

Variable dépendante: TVP dans les 3 jours

	(I) écart à la moyenne de la variation de l'humidité entre le jour et la veille	(J) écart à la moyenne de la variation de l'humidité entre le jour et la veille	Différence de moyennes (I-J)	Erreur standard	Signification	Intervalle de confiance à 95%	
						Borne inférieure	Borne supérieure
Test de Tukey	[-30,4 ; -7,8[	[-7,8 ; 7,8[	-0,271	0,136	0,113	-0,59	0,05
		[7,8 ; 33,9]	-0,161	0,178	0,636	-0,58	0,26
	[-7,8 ; 7,8[	[-30,4 ; -7,8[	0,271	0,136	0,113	-0,05	0,59
		[7,8 ; 33,9]	0,110	0,141	0,715	-0,22	0,44
	[7,8 ; 33,9]	[-30,4 ; -7,8[	0,161	0,178	0,636	-0,26	0,58
		[-7,8 ; 7,8[	-0,110	0,141	0,715	-0,44	0,22

Tableau 25 Comparaisons multiples intra-groupes

Il n'y pas de différence significative des moyennes au risque 0,05.

d) Température moyenne

Une corrélation bivariée a montré qu'il n'y avait pas de lien significatif (p=0,174) entre la température moyenne dans la journée et le nombre de thromboses veineuses profondes dans les trois jours.

Nous avons ordonné en trois groupes les températures moyennes et fait une comparaison de leur moyenne par une analyse de la variance (ANOVA).

Variable dépendante : TVP dans les 3 jours

	Somme des carrés	ddl	Moyenne des carrés	F	Signification
Inter-groupes	3,735	2	1,867	0,753	0,471
Intra-groupes	2636,280	1063	2,480		
Total	2640,015	1065			

Tableau 26 ANOVA de la température moyenne inter-groupes

Variable dépendante: TVP dans les 3 jours

	(I) écart à la moyenne température moyenne	(J) écart à la moyenne température moyenne	Différence de moyennes (I-J)	Erreur standard	Signification	Intervalle de confiance à 95%	
						Borne inférieure	Borne supérieure
Test de Tukey	[-3,6 ; 6,9[	[6,9 ; 17,9[	-0,023	0,137	0,985	-0,34	0,30
		[17,9 ; 26,3]	0,136	0,169	0,702	-0,26	0,53
	[6,9 ; 17,9[	[-3,6 ; 6,9[	0,023	0,137	0,985	-0,30	0,34
		[17,9 ; 26,3]	0,158	0,129	0,439	-0,15	0,46
	[17,9 ; 26,3]	[-3,6 ; 6,9[	-0,136	0,169	0,702	-0,53	0,26
		[6,9 ; 17,9[	-0,158	0,129	0,439	-0,46	0,15

Tableau 27 Comparaisons multiples intra-groupes

Il n'y pas de différence significative des moyennes au risque 0,05.

e) Variation de la température entre le jour et la veille

Une corrélation bivariée a montré qu'il n'y avait pas de lien significatif (p=0,487) entre la variation de la température entre le jour et la veille et le nombre de thromboses veineuses profondes.

Nous avons ordonné en trois groupes les variations de température entre le jour et la veille et fait une comparaison de leur moyenne par une analyse de la variance (ANOVA).

Variable dépendante : TVP dans les 3 jours

	Somme des carrés	ddl	Moyenne des carrés	F	Signification
Inter-groupes	1,182	2	0,591	0,238	0,788
Intra-groupes	2638,833	1063	2,482		
Total	2640,015	1065			

Tableau 28 ANOVA de la variation de la température entre le jour et la veille inter-groupes

Variable dépendante: TVP dans les 3 jours

	(I) écart à la moyenne de la variation de températur e entre le jour et la veille	(J) écart à la moyenne de la variation de températur e entre le jour et la veille	Différen ce de moyenn es (I-J)	Erreur stand ard	Signific a-tion	Intervalle de confiance à 95%	
						Borne infé-rieure	Borne supé-rieure
Test de Tukey	[-8,9 ; -2[	[-2 ; 2[	-0,009	0,141	0,998	-0,34	0,32
		[2 ; 7,9]	-0,102	0,181	0,840	-0,53	0,32
	[-2 ; 2[	[-8,9 ; -2[	0,009	0,141	0,998	-0,32	0,34
		[2 ; 7,9]	-0,093	0,139	0,783	-0,42	0,23
	[2 ; 7,9]	[-8,9 ; -2[	0,102	0,181	0,840	-0,32	0,53
		[-2 ; 2[	0,093	0,139	0,783	-0,23	0,42

Tableau 29 Comparaisons multiples intra-groupes

Il n'y pas de différence significative des moyennes au risque 0,05.

f) Pression atmosphérique moyenne

Une corrélation bivariée a montré qu'il y avait un lien significatif (p=0,017) entre la pression atmosphérique moyenne dans la journée et le nombre de thromboses veineuses profondes dans les trois jours.

Nous avons ordonné en trois groupes la pression atmosphérique moyenne et fait une comparaison de leur moyenne par une analyse de la variance (ANOVA).

Variable dépendante : TVP dans les 3 jours

	Somme des carrés	ddl	Moyenne des carrés	F	Signification
Inter-groupes	19,536	2	9,768	3,962	0,019
Intra-groupes	2620,479	1063	2,465		
Total	2640,015	1065			

Tableau 30 ANOVA de la pression atmosphérique moyenne inter-groupes

Variable dépendante: TVP dans les 3 jours

		(I) écart à la moyenne de la pression atmosphérique moyenne	(J) écart à la moyenne de la pression atmosphérique moyenne	Différence de moyennes (I-J)	Erreur standard	Signification	Intervalle de confiance à 95%	
							Borne inférieure	Borne supérieure
Test de Tukey		[969,37 ; 1001[	[1001 ; 1019[	0,313	0,146	0,081	-0,03	0,66
			[1019 ; 1032,83]	0,505(*)	0,181	0,015	0,08	0,93
		[1001 ; 1019[	[969,37 ; 1001[	-0,313	0,146	0,081	-0,66	0,03
			[1019 ; 1032,83]	0,192	0,134	0,322	-0,12	0,51
		[1019 ; 1032,83]	[969,37 ; 1001[	-0,505(*)	0,181	0,015	-0,93	-0,08
			[1001 ; 1019[	-0,192	0,134	0,322	-0,51	0,12

Tableau 31 Comparaisons multiples intra-groupes.

(*) La différence des moyennes est significative au risque 0,05.

Lorsque la pression moyenne sur une journée est inférieure à 1001 hPa, le nombre de thromboses veineuses profondes diagnostiquées dans les trois jours suivants, est statistiquement plus important que lorsque la pression moyenne est supérieure ou égale à 1019 hPa avec p= 0,015.

g) Variation de la pression atmosphérique dans la journée

Une corrélation bivariée a montré qu'il n'y avait pas de lien significatif (p=0,445) entre la variation de pression atmosphérique dans la journée et le nombre de thromboses veineuses profondes dans les trois jours.

Nous avons ordonné en trois groupes les variations de pression atmosphérique et fait une comparaison de leur moyenne par une analyse de la variance (ANOVA).

Variable dépendante : TVP dans les 3 jours

	Somme des carrés	ddl	Moyenne des carrés	F	Signification
Inter-groupes	15,483	2	7,741	3,135	0,044
Intra-groupes	2624,532	1063	2,469		
Total	2640,015	1065			

Tableau 32 ANOVA de la variation de la pression atmosphérique dans la journée inter-groupes

Variable dépendante: TVP dans les 3 jours

	(I) écart à la moyenne de la variation de pression dans la journée	(J) écart à la moyenne de la variation de pression dans la journée	Différence de moyennes (I-J)	Erreur standard	Signification	Intervalle de confiance à 95%	
						Borne inférieure	Borne supérieure
Test de Tukey	[-30,6 ; -5,74[	[-5,74 ; 5,74[	0,341	0,146	0,051	0,00	0,68
		[5,74 ; 21]	0,166	0,188	0,652	-0,27	0,61
	[-5,74 ; 5,74[	[-30,6 ; -5,74[	-0,341	0,146	0,051	-0,68	0,00
		[5,74 ; 21]	-0,176	0,142	0,431	-0,51	0,16
	[5,74 ; 21]	[-30,6 ; -5,74[	-0,166	0,188	0,652	-0,61	0,27
		[-5,74 ; 5,74[	0,176	0,142	0,431	-0,16	0,51

Tableau 33 Comparaison multiples intra-groupes.

(*) La différence des moyennes est significative au risque 0,05.

Lorsque la variation de la pression atmosphérique dans le sens dépressionnaire sur une journée est supérieure à 5,74 hPa, le nombre de thromboses veineuses profondes diagnostiquées dans les trois jours suivants, est statistiquement plus important p=0,04.

h) Variation de la pression atmosphérique entre le jour et la veille

Une corrélation bivariée a montré qu'il n'y avait pas de lien significatif (p=0,223) entre la variation de la pression atmosphérique entre le jour et la veille et le nombre de thromboses veineuses profondes dans les trois jours.

Nous avons ordonné en trois groupes les variations de pression atmosphérique entre le jour et la veille et fait une comparaison de leur moyenne par une analyse de la variance (ANOVA).

Variable dépendante : TVP dans les 3 jours

	Somme des carrés	ddl	Moyenne des carrés	F	Signification
Inter-groupes	4,594	2	2,297	0,926	0,396
Intra-groupes	2635,421	1063	2,479		
Total	2640,015	1065			

Tableau 34 ANOVA de la variation de pression atmosphérique entre le jour et la veille inter-groupes

Variable dépendante: TVP dans les 3 jours

	(I) classe de variation pression entre le jour et la veille écart type	(J) classe de variation pression entre le jour et la veille écart type	Différence de moyennes (I-J)	Erreur standard	Signification	Intervalle de confiance à 95%	
						Borne inférieure	Borne supérieure
Test de Tukey	[-25,4 ;-5,4[	[-5,4 ; 5,4[	0,185	0,138	0,374	-0,14	0,51
		[5,4 ; 19,9]	0,188	0,182	0,555	-0,24	0,61
	[-5,4 ; 5,4[	[-25,4 ;-5,4[	-0,185	0,138	0,374	-0,51	0,14
		[5,4 ; 19,9]	0,003	0,143	1,000	-0,33	0,34
	[5,4 ; 19,9]	[-25,4 ;-5,4[	-0,188	0,182	0,555	-0,61	0,24
		[-5,4 ; 5,4[	-0,003	0,143	1,000	-0,34	0,33

Tableau 35 Comparaisons multiples intra-groupes

Il n'y pas de différence significative des moyennes au risque 0,05.

i) Influence des différents types de temps

Pendant la période de l'étude nous avons comptabilisé la survenue journalière de chaque type de temps, la répartition est reportée dans le tableau 36.

Type de temps	Nombre	Moyenne	Ecart type	Erreur standard	Intervalle de confiance à 95% pour la moyenne	
					Borne inférieure	Borne supérieure
1	4	2,5	0,577	0,289	1,58	3,42
2	192	2,01	1,708	0,123	1,76	2,25
3	85	1,60	1,545	0,168	1,27	1,93
4	38	1,84	1,424	0,231	1,37	2,31
5	107	1,57	1,655	0,160	1,25	1,89
6	107	2,13	1,518	0,147	1,84	2,42
7	150	1,69	1,524	0,124	1,45	1,94
8	129	1,67	1,486	0,131	1,41	1,93
9	95	1,25	1,466	0,150	0,95	1,55
10	59	1,66	1,517	0,120	1,42	1,90
Total	1066	1,73	1,570	0,048	1,64	1,83

Tableau 36 Répartition des dix types de temps

Statistique de Levene	ddl1	ddl2	Signification
0,618	9	1056	0,783

Tableau 37 Test d'homogénéité des variances

Variable dépendante : TVP dans les trois jours

	Somme des carrés	ddl	Moyenne des carrées	F	Signification
Inter groupes	61,872	9	6,875	2,834	0,003
Intra groupes	2561,997	1056	2,426		
Total	2623,870	1065			

Tableau 38 ANOVA des différents types de temps.

La comparaison des moyennes de survenue des thromboses veineuses profondes dans les trois jours par type de temps montre une différence significative p=0,003.

Le type de temps 1 étant peu fréquent, N= 4 pour cette période, nous avons fait la même comparaison de moyenne mais en ne prenant que les neuf autres types de temps tableau 39.

Type de temps	Nombre	Moyenne	Ecart type	Erreur standard	Intervalle de confiance à 95% pour la moyenne	
					Borne inférieure	Borne supérieure
2	192	1,97	1,732	0,125	1,73	2,22
3	85	1,58	1,561	0,169	1,24	1,91
4	38	1,84	1,424	0,231	1,37	2,31
5	107	1,57	1,655	0,160	1,25	1,89
6	107	2,10	1,529	0,148	1,81	2,40
7	150	1,69	1,524	0,124	1,45	1,94
8	129	1,66	1,487	0,131	1,40	1,92
9	95	1,25	1,466	0,150	0,95	1,55
10	59	1,64	1,523	0,121	1,40	1,88
Total	1062	1,72	1,578	0,048	1,62	1,81

Tableau 39 Répartition des neufs types de temps.

Une corrélation bivariée a montré qu'il y avait un lien significatif (p=0,009) entre le type de temps et le nombre de thromboses veineuses profondes dans les trois jours.

Nous avons réalisé une comparaison de leur moyenne par une analyse de la variance (ANOVA).

Variable dépendante : TVP dans les trois jours

	Somme des carrés	ddl	Moyenne des carrées	F	Signification
Inter groupes	55,097	8	6,887	2,802	0,004
Intra groupes	2588,157	1053	2,458		
Total	2643,254	1061			

Tableau 40 ANOVA des différents types de temps inter groupes

Variable dépendante: TVP dans les 3 jours

	(I) Type de temps	(J) Type de temps	Différence des moyennes (I-J)	Erreur standard	Signification	Intervalle de confiance à 95%	
						Borne inférieure	Borne supérieure
Test de Tukey	2	3	0,397	0,204	0,582	-0,24	1,03
		4	0,132	0,278	1,000	-0,73	1,00
		5	0,404	0,189	0,450	-0,18	0,99
		6	-0,129	0,189	0,999	-0,72	0,46
		7	0,281	0,171	0,781	-0,25	0,81
		8	0,315	0,178	0,705	-0,24	0,87
		9	0,721(*)	0,197	0,008	0,11	1,33
		10	0,332	0,168	0,559	-0,19	0,85
	3	2	-0,397	0,204	0,582	-1,03	0,24
		4	-0,266	0,306	0,994	-1,22	0,69
		5	0,006	0,228	1,000	-0,70	0,71
		6	-0,526	0,228	0,336	-1,23	0,18
		7	-0,117	0,213	1,000	-0,78	0,54
		8	-0,082	0,219	1,000	-0,76	0,60
		9	0,324	0,234	0,904	-0,40	1,05
		10	-0,065	0,211	1,000	-0,72	0,59
	4	2	-0,132	0,278	1,000	-1,00	0,73
		3	0,266	0,306	0,994	-0,69	1,22
		5	0,272	0,296	0,992	-0,65	1,19
		6	-0,261	0,296	0,994	-1,18	0,66
		7	0,149	0,285	1,000	-0,74	1,03
		8	0,183	0,289	0,999	-0,72	1,08
		9	0,589	0,301	0,573	-0,35	1,52
		10	0,201	0,283	0,999	-0,68	1,08
	5	2	-0,404	0,189	0,450	-0,99	0,18
		3	-0,006	0,228	1,000	-0,71	0,70
		4	-0,272	0,296	0,992	-1,19	0,65
		6	-0,533	0,214	0,240	-1,20	0,13
		7	-0,123	0,198	0,999	-0,74	0,49
		8	-0,089	0,205	1,000	-0,73	0,55
		9	0,317	0,221	0,884	-0,37	1,00
		10	-0,071	0,196	1,000	-0,68	0,54
	6	2	0,129	0,189	0,999	-0,46	0,72
		3	0,526	0,228	0,336	-0,18	1,23
		4	0,261	0,296	0,994	-0,66	1,18
		5	0,533	0,214	0,240	-0,13	1,20
		7	0,409	0,198	0,499	-0,21	1,03
		8	0,444	0,205	0,429	-0,19	1,08
		9	0,850(*)	0,221	0,004	0,16	1,54
		10	0,461	0,196	0,311	-0,15	1,07
	7	2	-0,281	0,171	0,781	-0,81	0,25
		3	0,117	0,213	1,000	-0,54	0,78
		4	0,149	0,285	1,000	-1,03	0,74
		5	0,123	0,198	0,999	-0,49	0,74
		6	-0,409	0,198	0,499	-1,03	0,21
		8	0,034	0,188	1,000	-0,55	0,62
		9	0,441	0,206	0,444	-0,20	1,08
		10	0,052	0,178	1,000	-0,50	0,61
	8	2	-0,315	0,178	0,705	-0,87	0,24
		3	0,082	0,219	1,000	-0,60	0,76
		4	-0,183	0,289	0,999	-1,08	0,72
		5	0,089	0,205	1,000	-0,55	0,73
		6	-0,444	0,205	0,429	-1,08	0,19
		7	-0,034	0,188	1,000	-0,62	0,55
		9	0,406	0,212	0,602	-0,25	1,07
		10	0,017	0,186	1,000	-0,56	0,59
	9	2	-0,721(*)	0,197	0,008	-1,33	-0,11
		3	-0,324	0,234	0,904	-1,05	0,40
		4	-0,589	0,301	0,573	-1,52	0,35
		5	-0,317	0,221	0,884	-1,00	0,37
		6	-0,850(*)	0,221	0,004	-1,54	-0,16

	7	-0,441	0,206	0,444	-1,08	0,20
	8	-0,406	0,212	0,602	-1,07	0,25
	10	-0,389	0,203	0,605	-1,02	0,24
	2	-0,332	0,168	0,559	-0,85	0,19
	3	0,065	0,211	1,000	-0,59	0,72
	4	-0,201	0,283	0,999	-1,08	0,68
10	5	0,071	0,196	1,000	-0,54	0,68
	6	-0,461	0,196	0,311	-1,07	0,15
	7	-0,052	0,178	1,000	-0,61	0,50
	8	-0,017	0,186	1,000	-0,59	0,56
	9	0,389	0,203	0,605	-0,24	1,02

Tableau 41 Comparaisons multiples intra-groupes

(*) La différence des moyennes est significative au risque 0,05.

Lorsque le climat d'une journée correspond aux types de temps 2 et 6, le nombre de thromboses veineuses profondes diagnostiquées dans les trois jours suivants, est statistiquement plus important que lorsque le climat correspond à un type de temps 9 ($p = 0,004$).

Ainsi les types de temps 2: gris et sans pluie et 6: gris pluvieux (automne-hiver) sont statistiquement plus propices à la survenue de thromboses veineuses que le type de temps 9: anticyclonique ensoleillé (automne-hiver).

j) Synthèse

L'analyse de la variance a montré que deux types de temps étaient statistiquement significatifs dans la survenue de thromboses veineuses dans les trois jours suivants.

Nous avons défini deux nouvelles classes :

- Type de temps à risque : classes 2 et 6
- Type de temps peu à risque : classes 3, 4, 5, 7, 8, 9 et 10.

Nous avons introduit cette nouvelle variable, temps à risque oui/non, dans la régression.

3. Analyse multivariée

Afin de déterminer le ou les paramètres explicatifs indépendants, les éléments significatifs en analyse univariée (le type de temps, l'humidité moyenne, la pression atmosphérique moyenne, la variation de la pression atmosphérique dans la journée) ont été inclus dans une analyse multivariée de type régression linéaire.

Statistiques descriptives

	Moyenne	Ecart type	Nombre
TVP dans les 3 jours	1,73	1,574	1066
Temps à risque oui ou non	0,28	0,449	1066
humidité moyenne sur la journée	81,30406	9,435391	1066
Pression atmosphérique moyenne	1010,544899	9,0694818	1066
variation de la pression atmosphérique dans la journée	-0,016	5,7493	1066

Tableau 42 Répartition des variables significatives lors de l'analyse univariée

Modèle	Somme des carrés	ddl	Carré moyen	F	signification
Régression	51,950	4	12,988	5,324	0,000(a)
Résidu	2588,065	1061	2,439		
Total	2640,015	1065			

Tableau 43 ANOVA des variables significatives lors de l'analyse univariée
a Valeurs prédites: (Constantes), variation de pression atmosphérique dans la journée, pression atmosphérique moyenne, temps à risque oui ou non, humidité moyenne sur la journée
b Variables dépendantes : TVP dans les 3 jours

Modèle	Coefficients non standardisés		Coefficients standardisés	t	Signific a-tion	Intervalle de confiance à 95% pour B	
	B	Erreur standard	Bêta			Borne inférieure	Borne supérieure
1 (Constante)	7,726	5,625		1,374	0,170	-3,311	18,763
Temps à risque oui ou non	0,293	0,123	0,084	2,381	0,017	0,051	0,534
humidité moyenne dans la journée	0,010	0,006	0,059	1,736	0,083	-0,001	0,021
Pression atmosphérique moyenne	-0,007	0,006	-0,039	-1,234	0,217	-0,018	0,004
variation de la pression atmosphérique dans la journée	-0,006	0,008	-0,024	-0,773	0,440	-0,023	0,010

Tableau 44 comparaisons multiples des variables significatives lors de l'analyse univariée
a Variable dépendante : TVP dans les 3 jours

Lorsque nous effectuons une analyse multivariée, le seul facteur indépendant, dans la survenue de thromboses veineuses profondes, est le type de temps avec un p= 0,017.

VI. Discussion

Cette étude est un travail rétrospectif, sur une période de trois ans, comparant les données météorologiques et les thromboses veineuses profondes diagnostiquées par échographie dans le laboratoire d'exploration vasculaire du CHU d'Angers.

Nous avons ainsi montré un lien entre le nombre de thromboses veineuses diagnostiquées sur une période de 3 jours et plusieurs éléments météorologiques comme le taux d'humidité, la température et la pression atmosphérique, autant en valeur moyenne qu'en terme de variation sur une journée.
Surtout, nos résultats suggèrent que le «type de temps», selon la classification établie par J.Berthelot, pourrait être corrélé à la survenue des thromboses veineuses et que cette donnée générale pourrait expliquer l'ensemble des autres résultats.

Le climat est multivarié par nature car son état est, à tout moment, la manifestation synergique de plusieurs variables atmosphériques (20). En effet, en analyse multivariée, le type de temps est le seul facteur météorologique indépendant statistiquement associé au nombre de thromboses veineuses diagnostiquées sur une période de 3 jours.

Ce résultat pourrait ainsi expliquer les discordances constatées dans les études antérieures réalisées sur des paramètres plus grossiers. En effet, la plupart des études antérieures font une analyse rétrospective et macroscopique de la survenue de la maladie thromboembolique veineuse.
Le nombre d'évènements est comptabilisé sur une période donnée, compartimenté par mois ou par saisons. Des résultats obtenus dans des contextes climatologiques différents doivent donc être interprétés par rapport aux caractéristiques de ces climats (20, 43).

Les analyses élémentaires suggèrent le rôle de plusieurs paramètres atmosphériques.
Ainsi nous avons remarqué qu'une variation de la pression atmosphérique dans le sens dépressionnaire (>5,74 hPa), qu'une pression atmosphérique inférieure à 1001 hPa, qu'un taux d'humidité moyen supérieur à 90,7 %, ou variation du taux

d'humidité inférieure à 17,1%, sont des situations associées à risque accru de survenue de thromboses veineuses profondes des membres inférieurs dans les trois jours suivants.

Ces résultats sont semblables à ceux obtenus dans une étude réalisée à Nancy en particulier sur le rôle des variations de pression dans le sens dépressionnaire (49).

Ces différents éléments ne sont cependant pas indépendants les uns des autres et les changements de temps se manifestent simultanément sur plusieurs éléments climatiques (température, pression, humidité, vent…). Nous avons donc établi un typage de temps pour définir chaque journée et ordonné ces journées en dix classes.

Cette méthode a déjà été utilisée dans une étude sur l'infarctus du myocarde et les œdèmes aigus du poumon (8). La classification utilisée était celle de Gerbier et Cohen. Cette classification, faite à partir de l'étude de cartes synoptiques et des masses d'air qui se déplacent au-dessus du continent, nécessite certaines connaissances météorologiques.

Nous avons choisi une classification plus lisible, d'utilisation simple et reproductible.
L'analyse élémentaire de l'influence des types de temps ainsi définis a montré que les types de temps 2: automne hiver gris sans pluie, et 6: automne hiver gris et pluvieux, sont des climats plus susceptibles de favoriser la survenue de la maladie thromboembolique.

Notre travail a cependant des limites indiscutables :

Le relevé de données médicales issues de cabinets d'exploration privés s'est avéré impossible au moment de l'étude.

Les données dont nous disposons ne nous permettaient pas de déterminer le début des symptômes de la maladie thromboembolique.

La période de trois jours peut paraître arbitraire, elle a été choisie suite aux travaux sur l'infarctus du myocarde (20). Ceux-ci avaient montré que lorsqu'on dépassait ce niveau de précision dans un sens ou dans l'autre, le niveau de signification entre les données météorologiques et les évènements cliniques diminuait.

Par ailleurs nous n'avons pas tenu compte des facteurs de risque de thrombose et de comorbidité des patients. Deux études récentes montrent que la maladie thromboembolique présente un pic hivernal pour l'ensemble de la population mais aussi pour les sous-groupes constitués en fonction des pathologies associées. Ainsi les auteurs avancent que les facteurs climatiques sont indépendants des autres facteurs de risque aussi bien dans la survenue des embolies pulmonaires (50) que dans la survenue des thromboses veineuses profondes (10).De même une étude réalisée avec 44 patients présentant un déficit en protéine S ou en protéine C a montré qu'il existe un rythme circannuel avec un pic en hiver (51).

Au niveau météorologique, une durée d'étude de 1066 jours est une période relativement courte. Le recueil de données pour qualifier un climat de façon fiable est généralement effectué sur une période de trente années. On ne peut ainsi exclure un biais d'inclusion par la prise en compte d'une période non représentative de la réalité du climat.

Les données climatiques que nous avons prises en compte ne sont pas dédiées à l'analyse de la climatopathologie mais codifiées pour les besoins météorologiques et du transport aérien. En effet, les emplacements retenus sont plutôt dans les endroits bien dégagés et non à l'intérieur des villes. La vitesse du vent, mesurée au sommet d'une perche de 10 mètres, donne une idée très imparfaite de l'agitation de l'air à laquelle l'être humain doit faire face à sa hauteur. De même les températures mesurées sous abri ne sont qu'un reflet médiocre des dispositions thermiques effectivement ressenties (20). Récemment Météo France a intégré de nouvelles données dont des prévisions de température sous abri et des prévisions de l'indice de refroidissement à trois jours. La prise en compte de ces données dans les travaux ultérieurs permettra peut-être de mieux préciser les liens entre les données médicales et la météorologie.

Surtout, notre travail ne permet nullement d'établir une relation causale entre les données météorologiques et la survenue de la maladie thrombo-embolique veineuse. Le lien que nous avons montré est un lien chronologique entre un type de temps et la fréquence d'une pathologie dans un endroit donné et en aucun cas un lien physiopathologique (52).

Ce travail devra donc en premier, être confirmé sur d'autres périodes, en d'autres lieux et de façon prospective. Si le lien entre le type de temps et la fréquence de la thrombose veineuse était confirmé, une recherche vis-à-vis des facteurs étiologiques devra alors être réalisée.

VII. Conclusion

Notre étude a montré que le nombre de thromboses veineuses diagnostiquées sur une période de trois jours était significativement plus important après les temps définis comme gris sans pluie automne hiver et gris pluvieux automne hiver.

Ce travail devra être complété par d'autres travaux mais constitue un exemple et peut être le début d'une collaboration entre les services météorologiques et les services médicaux. Cette collaboration par l'intermédiaire l'Institut de Veille Sanitaire devrait tendre à des actions de prévention et une optimisation des moyens pour une meilleure efficacité des soins.

VIII. Références bibliographiques

1. Hippocrate. Airs, eaux, lieux.

2. Jouanna J. Hippocrate: Fayard; 1992.

3. Sulman FG. The impact of weather on human health. Reviews on environmental health 1984;4:83-119.

4. Fresneau. P. Existe-t-il des relations entre les conditions météorologiques et la pathologie humaine? In: commission météorologique départementale de Maine-et-Loire. Section de climatologie médicale.; 1984; 1984.

5. Chang CL, Shipley M, Sir Marmot M, Poulter N. Lower ambient temperature was associated with an increased risk of hospitalisation for stroke and acute myocardial infarction in young women. j Clin Epidemiology 2004;57:749-57.

6. Cohen JC. Analyse multivariée de l'influence de la situation atmosphérique sur le déclenchement de certains accidents cliniques. Paris: Ecole Nationale de Météorologie; 1982.

7. Dequidt j. Corrélation entre la météorologie et la survenue des infarctus du myocarde et des accidents vasculaires cérébraux. Angers: université de médecine; 1983.

8. Gouleau S. Influence climatique sur les oedèmes pulmonaires aigus et les infarctus du myocarde:une étude biométéorologique aux Urgences de Nantes de 1997 à 1998. Nantes: université de médecine; 2001.

9. Bull GM, Morton J. Seasonal and short term relationship of temperature with death from myocardial and cerebral infarction. Age and Ageing 1975;4:19-31.

10. Gallerani M, Boari B, Salmi R, De TomasD, Manfredini R. Seasonal variation in the occurrence of deep vein thrombosis. Medical Sciences Monitor 2004;10(5):CR191-6.

11. Fink AM, Mayer W, Steiner A. Seasonal variation of deep vein thrombosis and its influence on the location of the thrombus. Thrombosis Research 2002;106(2):97-100.

12. Stein PD, Kayali F, Olson R.E. Analysis of occurrence of venous thromboembolic disease in the four seasons. Am J Cardiol 2004;93(4):511-513.

13. Oger E. Incidence of venous thromboembolism:A community-based study in western France. Thromb Haemost 2000;83:657-60.

14. White RH. The epidemiology of venous thromboembolism. Circulation 2003;107(23 Suppl 1):I4-8.

15. Kyrle PA, Minar E, Bialonczyk C, Hirschl M, Welterman A, Eichinger S. The risk of reccurrent venous thromboembolism in men and women. N.Engl.Journal of Medecine 2004;350:2558-63.

16. Agnelli G, Becattini C, Prandoni P. Recurrent venous thromboembolism in men and women. N.Engl.Journal of Medecine 2004;351(19):2015-16.

17. Elliott CG, Rubin L.J. Is sex a risk factor for recurrent venous thromboembolism? N.Engl.Journal of Medecine 2004;350(25):2614-15.

18. Perrier A. stratégies diagnostiques pour la maladie thromboembolique veineuse. revue du praticien 2003;53:35-41.

19. Wells PS. Accuracy of clinical assessment for deep vein thrombosis. Lancet 1995;345:1326-1330.

20. Besancenot J. climat et pathologie: rythmes climatiques, paroxysmes climatiques, morbidité et mortalité. Paris: Médecine et société; 1992.

21. Levy. Dictionnaire de physique: presses universitaires de France; 1988.
22. Lawrence JC, Xabregas A, Gray L, Ham J. M. Seasonal variation in the incidence of deep vein thrombosis. Br J Surg 1977;64(11):777-80.

23. Feinleib M. Venous thrombosis in relation to cigarette smoking,physical activity and seasonal factors. Milbank Mem.Fun 1972;Q 50(Suppl 2):123-141.

24. Allen AW, Linton R. R, Donaldson G.A. Venous thrombosis and pulmonary embolism.further experience with thrombectomy and femoral vein interruption. JAMA 1945;128:397-407.

25. Jorgensen LN, Hauch O, Wahlin A.B, Teglbjaerg C.S, Rasmussen M.S, Wille-Jorgensen P. Fatal pulmonary embolism-Is there a circannual variation? Thromb. Res. Suppl 1992;65:S163.
26. Wroblewski BM, Siney P, White R. Seasonal variation in fatal pulmonary embolism after hip arthroplasty. Lancet 1990;335(8680):56.

27. Wroblewski BM, Siney P. D, White R. Fatal pulmonary embolism after total hip arthroplasty. Seasonal variation. Clin Orthop 1992(276):222-4.

28. Entrican JH, Douglas A. S. Circannual rhythm of arterial and venous thromboembolic disease. Scott Med J 1979;24(4):273-8.

29. Boulay F, Berthier F, Schoukroun G, Raybaut C, Gendreike Y, Blaive B. Seasonal variations in hospital admission for deep vein thrombosis and pulmonary embolism: analysis of discharge data. Bmj 2001;323(7313):601-2.

30. Colantonio D, Casale R, Natali G, Pisqualetti P. Seasonal periodicity in fatal pulmonary thromboembolism. Lancet 1990;335(8680):56-7.

31. Gallerani M, Manfredini R, Ricci L, Grandi E, Cappato R, Calo G, Pareschi P. L, Fersini C. Sudden death from pulmonary thromboembolism: chronobiological aspects. Eur Heart J 1992;13(5):661-5.

32. Manfredini R, Gallerani M, Salmi R, Zamboni P, Fersini C. Fatal pulmonary embolism in hospitalized patients: evidence for a winter peak. J Int Med Res 1994;22(2):85-9.

33. Manfredini R, Gallerani M, Portaluppi F, Salmi R, Chierici F, Fersini C. Chronobiological aspects of pulmonary thromboembolism. International Journal of Cardiology 1995;52:31-37.

34. Chau KY, Yuen S. T, Wong M. P. Seasonal variation in the necropsy incidence of pulmonary thromboembolism in Hong Kong. J Clin Pathol 1995;48(6):578-9.

35. Bilora F, Manfredini R, Petrobelli F, Vettore G,Boccioletti V, Pomerri F. Chronobiology of non fatal pulmonary thromboembolism. Panminerva Med 2001;43(1):7-10.

36. Sharnoff JG, Rosenberg M, Mistica B. A. Seasonal variation in fatal thromboembolism and its high incidence in the surgical patient. Surg Gynecol Obstet 1963;116:11-4.

37. Popkin RJ. The postthrombophlebitic syndrome. 1961.

38. Newton M. Relationship of weather to postoperative phlebothrombosis. Am. J. Surg 1951;81:607-611.

39. Detakats G, Mayne A, Petersen W.F. The meteorologic factor in pulmonary embolism. Surgery 1940;7:819-827.

40. Green J, Edwards C. Seasonal variation in the necropsy incidence of massive pulmonary embolism. J Clin Pathol 1994;47(1):58-60.

41. Raettig H, Nehl E. Die Meteorotropie der Lungenembolie unter besonderer Berucksischtigung der Arbeitsmethode. Z.Klin.Med 1940;138:242-268.

42. Merz WR. Prinzipiellen zur Frage Wetter und Embolie. Schweiz.Med.Wochenschr 1948;78:151-152.

43. Golin V, Sprovieri S. R, Bedrikow R, Salles M. J. Pulmonary thromboembolism: retrospective study of necropsies performed over 24 years in a university hospital in Brazil. Sao Paulo Med J 2002;120(4):105-8.

44. Volkov VA. Thromboembolism of the general and pulmonary circulation (according to data from the Office of Pathological Anatomy of the Latvian Republic for 1976-1983). Arkh Patol 1985;47(12):51-4.

45. Galle C, Wautrecht J. C, Motte S, Le Minh T,Dehon P, Ferreira J, Dramaix M, Dereume J. P. The role of season in the incidence of deep venous thrombosis. J Mal Vasc 1998;23(2):99-101.

46. Luthi H, Gruber U. F. Is there a seasonal fluctuation in the appearance of deep venous thrombosis? Anasth Intensivther Notfallmed 1982;17(3):158-60.

47. Bounameaux H, Hicklin L, Desmarais S. Seasonal variation in deep vein thrombosis. Bmj 1996;312(7026):284-5.

48. Manfredini R, Boari B, Salmi R, Gallerani M. Seasonal variation of venous thromboembolic disease. Am J Cardiol 2004; 94(2):276.

49. Frédéric M, Argaud C, Wahl D, Virion J.M, Bescond M, Thibaut G. Influence des facteurs saisonniers et climatiques dans la survenue de maladie veineuse thromboembolique. Rev Med Interne 1999;20 Suppl 6:599s.

50. Manfredini R, Gallerani M, Boari B, Salmi R, Mehta R.H. Seasonal variation in onset of pulmonary embolism is independant of patients underlying risk comorbid conditions. Clin Appl Thromb Hemost 2004;10(1):39-43.

51. Bilora F, Boccioletti V, Manfredini R, Petrobelli F, Tormene D, Simoni P, Girolami A. Seasonal variation in the incidence of deep vein thrombosis in patients with deficiency of protein C or protein S. Clin Appl Thromb Hemost 2002;8(3):231-7.

52. Wagenvoort CA. Pathology of pulmonary thromboembolism. Chest 1995;107(1 Suppl):10S-17S.

IX. Liste des tableaux

Tableau 1 Description des dix classes de temps..14
Tableau 2 Variation mensuelle des embolies pulmonaires létales au Royaume-Uni (26)..17
Tableau 3 Mortalité totale mensuelle en Ecosse liée à la pathologie thrombo-embolique entre 1971 et 1975 (28)...18
Tableau 4 Variation des admissions hospitalières en France pour thrombose veineuse profonde et pour embolie pulmonaire (29)...18
Tableau 5 Variation mensuelle du nombre d'autopsies présentant une embolie pulmonaire à Hong Kong et au Royaume-Uni (34)..20
Tableau 6 Distribution circannuelle de la maladie thrombo-embolique en Italie (35)..21
Tableau 7 Incidence saisonnière de la maladie thrombo-embolique à New York (36)..21
Tableau 8 Variation mensuelle à Birmingham (Royaume-Uni) du pourcentage d'autopsies avec une embolie pulmonaire massive (40)...................................22
Tableau 9 Répartition des variables qualitatives..27
Tableau 10 Répartition de l'humidité moyenne...28
Tableau 11 Répartition de la variation de l'humidité dans la journée.............28
Tableau 12 Répartition de la variation de l'humidité entre le jour et la veille....29
Tableau 13 Répartition de la température moyenne...29
Tableau 14 Répartition de la variation de la température moyenne entre le jour et la veille..29
Tableau 15 Répartition de la pression atmosphérique moyenne........................30
Tableau 16 Répartition de la variation de pression dans la journée..................30
Tableau 17 Répartition de la variation de pression entre le jour et la veille.......31
Tableau 18 Localisation des thromboses veineuses profondes..........................32
Tableau 19 Répartition des classes de temps sur la période de l'étude............35
Tableau 20 ANOVA de l'humidité moyenne inter-groupes..............................36
Tableau 21 Comparaisons multiples intra-groupes..36
Tableau 22 ANOVA de la variation de l'humidité dans la journée inter-groupes 37
Tableau 23 Comparaisons multiples intra-groupes..38
Tableau 24 ANOVA de la variation de l'humidité entre le jour et la veille inter-groupes..39
Tableau 25 Comparaisons multiples intra-groupes...39
Tableau 26 ANOVA de la température moyenne inter-groupes.........................40
Tableau 27 Comparaisons multiples intra-groupes...40
Tableau 28 ANOVA de la variation de la température entre le jour et la veille inter-groupes...41
Tableau 29 Comparaisons multiples intra-groupes...41
Tableau 30 ANOVA de la pression atmosphérique moyenne inter-groupes.......41
Tableau 31 Comparaisons multiples intra-groupes...42
Tableau 32 ANOVA de la variation de la pression atmosphérique dans la journée inter-groupes...43
Tableau 33 Comparaison multiples intra-groupes..43
Tableau 34 ANOVA de la variation de pression atmosphérique entre le jour et la veille inter-groupes..44
Tableau 35 Comparaisons multiples intra-groupes...44
Tableau 36 Répartition des dix types de temps..45

Tableau 37 Test d'homogénéité des variances..45
Tableau 38 ANOVA des différents types de temps..45
Tableau 39 Répartition des neufs types de temps..46
Tableau 40 ANOVA des différents types de temps inter groupes......................46
Tableau 41 Comparaisons multiples intra-groupes..48
Tableau 42 Répartition des variables significatives lors de l'analyse univariée..49
Tableau 43 ANOVA des variables significatives lors de l'analyse univariée......49
Tableau 44 comparaisons multiples des variables significatives lors de l'analyse univariée...50

X. Annexes

Annexe 1

Schéma de l'activation de la coagulation

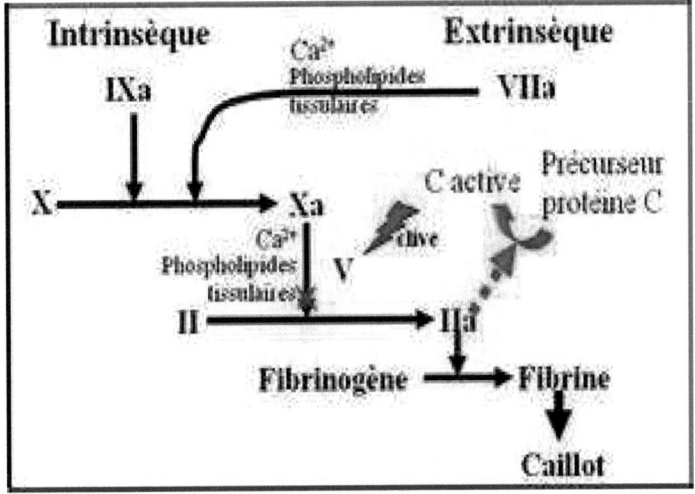

Annexe 2

CLASSIFICATION TYPOLOGIQUE DES DIFFERENTS TYPES DE TEMPS OBSERVES DEPUIS 1950 (F.Berthelot)

Objectif

A partir des relevés météorologiques quotidiens depuis 1950, nous avons décidé de définir des types de temps. Chaque jour sera ainsi représenté par un type de temps particulier. L'objectif est d'aboutir à une série chronologique que nous pourrons par la suite exploiter. Nous avons choisi de débuter notre étude en 1950, car c'est à partir de cette date que des données météorologiques supplémentaires apparaissent. C'est notamment le cas de la force et de la direction du vent qui nous seront très utiles par la suite.

Nous travaillerons sur les villes de Rennes, Brest et Alençon pour recouvrir les différents types de climat dans l'Ouest.

Méthode

Pour chaque jour, nous disposons des données suivantes : la température minimale (TN), la température maximale (TX), les précipitations pluvieuses en mm (RR), la pression moyenne en Hpa rapportée au niveau de la mer (PMERM), la direction (DD) et la force du vent (FF) à 10 mètres à midi, et les indications

POSTE	DATE	TN	TX	RR	PMERM	NEIGE	BROUILLARD	ORAGE	DD	FF
29075001	1950010112	3.2	8	0	1 030.9	0	0	0	70	5
29075001	1950010212	0.4	10.4	0.8	1 031.6	0	1	0	230	1
29075001	1950010312	9.2	9.8	1.3	1 025.9	0	0	0	320	8

permettant de savoir s'il neige, s'il y a du brouillard ou s'il y a de l'orage (variables codées 0 si absence et 1 si présence).

(a) Tableau n°28 : Données utilisées pour réaliser la classification

Afin de nous donner une idée sur la répartition des différentes journées pour chaque poste, nous avons décidé de réaliser une Analyse en Composante Principale (ACP) à l'aide de toutes les variables évoquées auparavant et l'ajout des 2 variables : la saison et l'ensoleillement.

La variable ensoleillement est obtenue par différence entre les variables température maximale et température minimale. En effet si la température maximale est largement supérieure à la température minimale, c'est que l'ensoleillement à été important et a pu faire monter la température.

La variable saison reprend les 4 saisons habituelles codées de 1 à 4 du Printemps à l'Hiver. C'est une variable ordinale.

Il a fallu auparavant modifier les variables direction et force du vent en coordonnées trigonométriques pour pouvoir les utiliser. En effet, la variable direction du vent étant qualitative et la variable force du vent étant quantitative, il faut les transformer pour obtenir deux variables quantitatives de même ordre.

Voici le schéma détaillant cette opération :

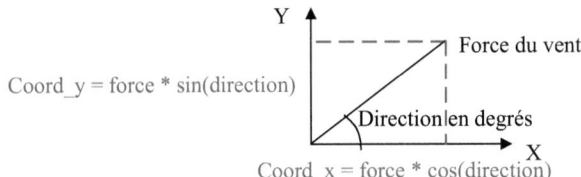

Nous avons donc au total 11 variables pour chaque journée.

La classification sera, par la suite, réalisée à partir des résultats de l'analyse en composante principale. Cette classification des différentes journées sera effectuée en prenant comme variables leurs coordonnées sur les axes factoriels 1 et 2.

Nous avions d'abord pensé faire une classification hiérarchique mais le nombre de données était trop important pour ce type de traitement et nous n'étions pas sûrs d'obtenir des résultats corrects. Nous avons donc décidé de réaliser une classification en *nuées dynamiques**.

---

*

Cette méthode de classification s'opère très bien sur un grand nombre d'éléments et est particulièrement adaptée au classement des situations climatologiques. Elle impose de connaître à priori le nombre initial de classes qui constitueront la partition finale. Les nuées dynamiques consistent à réaliser un algorithme itératif qui est le suivant : chaque individu est affecté au centre le plus proche en utilisant la distance euclidienne. Les centres de chaque classe sont alors recalculés. Puis, on affecte chaque individu au nouveau centre de classe le plus proche. Et ainsi de suite jusqu'à obtenir une partition stable. Aucun individu ne change de classe. L'inconvénient de cette méthode est que les classes finales dépendent fortement des centres de classes provisoires choisis. Nous avons donc réalisé 2 essais de classification afin de s'assurer que la classification réalisée est robuste.

D'après l'expérience des climatologues, nous avons d'abord tablé sur 10 classes. Après plusieurs essais à 10, 12 et 15 classes, il s'est avéré que la partition en 10 classes avec un nombre d'itérations maximum de 10 correspondait le mieux à nos attentes.

Classification typologique du temps observé à Rennes

Résultats de la classification

Distribution des individus dans chaque classe d'affectation

Classes	Nb d'individus	Fréquence
1	615	3.12%
2	1 875	9.51%
3	1 977	10.02%
4	3 395	17.21%
5	2 225	11.28%
6	3 110	15.77%
7	874	4.43%
8	213	1.08%
9	2 276	11.54%
10	2 970	15.06%
Valides	19 530	99.02%
Manquantes	193	0.98%

Tableau n°29 : Nombre d'observations dans chaque classe pour Rennes

L'analyse de ce tableau nous indique que certains types de temps sont beaucoup plus fréquents que d'autres. La classe n° 6 contient 3110 individus alors que la classe n° 8 n'en contient que 213. Les classes 4, 6 et 10 regroupent presque la moitié des individus à elles seules.

Représentation graphique

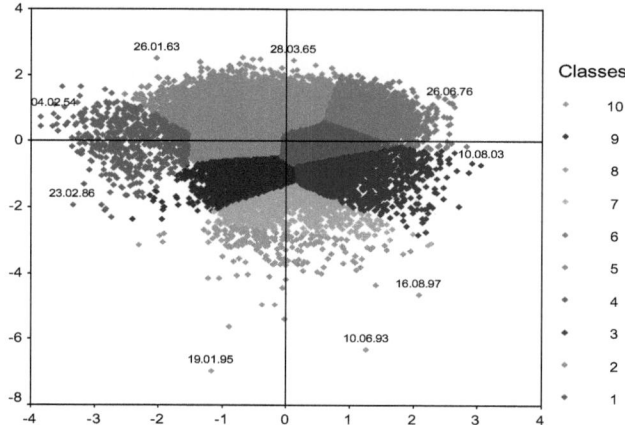

(i) Graphique n°23 : Répartition des individus sur le plan factoriel dans chaque classe d'affectation à Rennes

Vérification de la légitimité de cette classification

Afin de savoir si cette classification est bonne, nous allons calculer les inerties inter classes et intra classes. En effet, le but d'une classification est de maximiser l'inertie inter classe et de minimiser l'inertie intra classe. L'inertie inter classe représente la séparation des classes alors que l'inertie intra classe permet de vérifier l'homogénéité des classes. Pour cela, nous utilisons la formule de décomposition de l'inertie totale :

$$\sum_{i=1}^{N} d^2(x_i, G) = \sum_{k=1}^{K} \sum_{x_i \in k} d^2(x_i, G_k) + \sum_{k=1}^{K} N_k \, d^2(G_k, G)$$

avec : N, le nombre de journées

x_i, la $i^{ème}$ date

G, le barycentre total

G_k, le barycentre de la classe k

K, le nombre de classes

N_k, l'effectif de chaque classe

Voici les résultats de ce calcul :

Inertie intra classe	Inertie inter classe	Inertie total
14.7	85.3	100.0

(b) Tableau n°30 : Inerties inter et intra classes de la classification réalisée pour Rennes

Statistiques descriptives

Dans cette partie, nous allons utiliser des boîtes de dispersions pour caractériser la répartition des journées à l'intérieur de chaque classe. Voici comment lire ces graphiques :

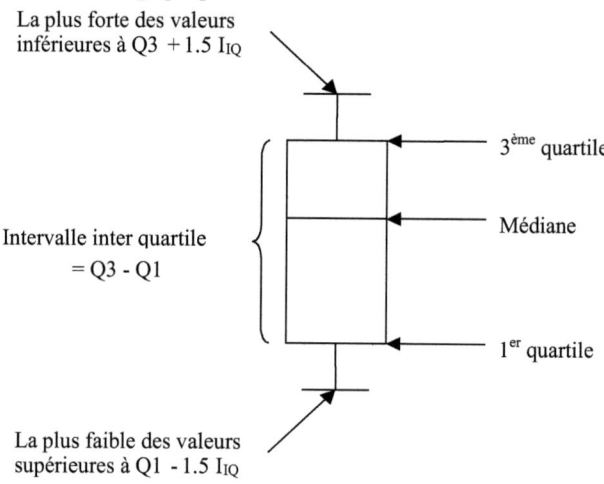

Les dates présentes sur les graphiques représentent les valeurs extrêmes qui se trouvent en dehors des bornes de la boîte de dispersion.

La pression (en Hpa)

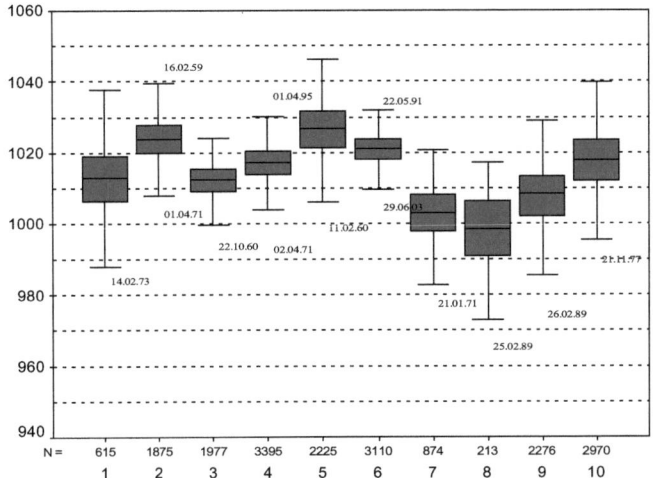

Graphique n°24 : Boîtes de dispersion pour la pression à Rennes

Les classes 2, 5 et 6 se distinguent par leurs pressions élevées et une dispersion assez faible. Pratiquement 75 % des individus de chacune de ces classes ont une pression supérieure à 1020 Hpa.

A l'inverse, les classes 7 et 8 ont des pressions très faibles. Le record est réalisé le 25 février 1989 avec une pression de 965.4 Hpa *(ce record, comme ceux qui suivent, n'est valable que pour les individus ne comportant pas de données manquantes)*. La dispersion à l'intérieur de ces classes est assez forte.

L'ensoleillement

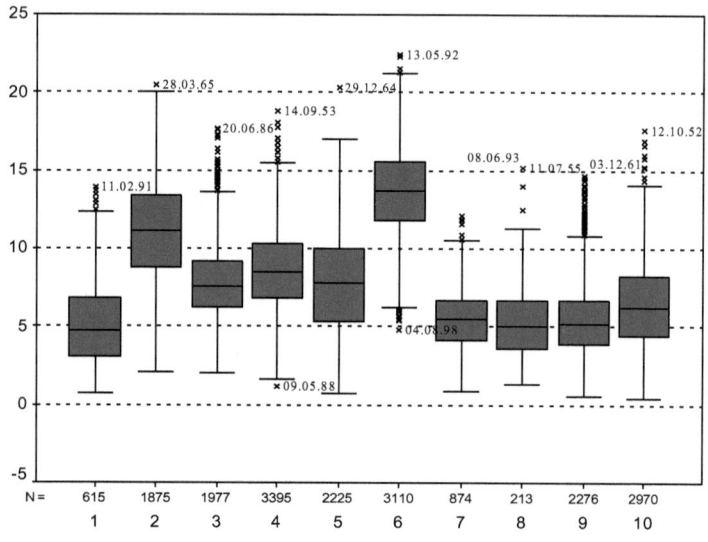

Graphique n°25 : Boîtes de dispersion pour l'ensoleillement à Rennes

Nous rappelons que l'ensoleillement est obtenu en faisant la différence entre la température maximale et la température minimale de la journée.

Les classes 2 et 6 ont l'ensoleillement le plus fort mais elles ont aussi une dispersion élevée. Le record d'ensoleillement est atteint le 13 mai 1992 avec 22.4°C de différence entre la température maximale et la température minimale.

Les classes 1, 7, 8 et 9 ont un ensoleillement très faible. La dispersion est faible avec en général 50 % des individus entre 3 et 7.

Les précipitations pluvieuses (en mm)

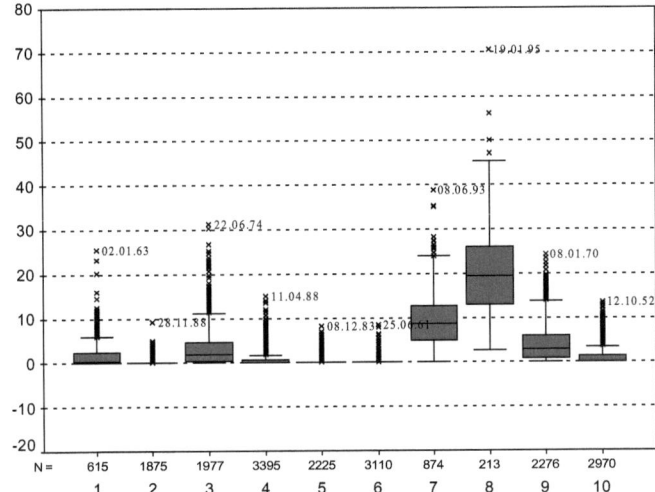

Graphique n°26 : Boîtes de dispersion pour les précipitations pluvieuses à Rennes

Les classes 2, 4, 5, et 6 regroupent essentiellement les jours où il ne pleut pas.

Les classes 1, 3, 9 et 10 concernent les jours où il pleut peu, avec en général, plus de 75 % des individus avec un cumul de pluie inférieur à 6 mm par jour.

Les classes 7 et 8 représentent les jours où il pleut beaucoup et notamment la classe 8 avec une dispersion très forte. Le record de pluie est réalisé le 19 janvier 1995 avec 70 mm de pluie pour cette seule journée.

Création des roses des vents.

Une fois toutes les classes bien définies, nous disposons des informations sur la direction et la force du vent de chaque jour et pour chaque classe. Il suffit donc de regrouper ensemble les journées dont le vent souffle dans la même direction à l'intérieur de chaque classe. Cette direction est donnée en degrés et tous les 10°. Nous obtenons alors un certain nombre de journées pour chaque direction. Ces journées ont cependant des forces de vent différentes entre elles. Il faut donc, pour chaque direction, regrouper les journées qui ont une force de vent identique.

Les roses des vents permettent d'analyser le vent comme un vecteur avec une direction (en rose de 360° par pas de 20° soit 18 directions), un sens et une force. Une rose des vents n'est rien d'autre qu'une représentation graphique d'un tableau de fréquence.

Par la suite, il s'impose de discrétiser les forces de vent en créant des classes car sinon, les effectifs seraient trop faibles. La discrétisation se fait de la manière suivante :

> ➢ 0 m/s ou 1 m/s : vents calmes (en bordeaux sur la rose des vents).
>
> ➢ 2 m/s à 4 m/s : vents faibles (en jaune sur la rose des vents).
>
> ➢ 5 m/s à 8 m/s : vents modérés (en vert sur la rose des vents).
>
> ➢ plus de 8 m/s : vents forts (en bleu sur la rose des vents).

Direction	2 à 4 m/s	5 à 8 m/s	>8 m/s	Total
20	2.8	5.4	0.9	9.1
40	1.5	3.9	0.3	5.7
60	1.9	3.4	0.2	5.4
80	3.2	4.6	0.3	8.2
100	4.6	3.5	-	8.2
120	2.6	1.5	0.2	4.3
140	3.1	2.0	0.2	5.2
160	3.2	1.7	0.2	5.1
180	1.5	0.8	-	2.3
200	0.9	1.4	-	2.3
220	1.2	0.5	-	1.7
240	0.9	0.2	-	1.1
260	1.7	0.8	0.2	2.6
280	1.7	1.2	0.5	3.4
300	2.2	0.8	0.3	3.2
320	2.5	2.2	0.3	4.9
340	2.2	2.5	1.1	5.7
360	3.1	3.5	1.5	8.2
Total	40.9	39.8	6.0	86.7
0 à 1 m/s				13.3

(a) Tableau n°31 : Fréquence des vents de la classe 1 de Rennes

Récapitulatif des caractéristiques de chaque classe

La **classe 1** regroupe les journées hivernales froides (-1.8°C de moyenne pour les températures minimales) et peu ensoleillées. Les précipitations pluvieuses sont faibles (75 % des journées ont un cumul de pluie inférieur à 2.4 mm). Les précipitations neigeuses sont beaucoup plus présentes. Les pressions sont normales, voire un peu faible, avec une moyenne de 1012 Hpa. Les vents, parfois forts, proviennent du Nord ou de l'Est et renforcent la sensation de froid. Cette classe représente 3.12 % des situations météorologiques.

La **classe 2** regroupe les journées douces (15.7°C de moyenne pour les maximales) et très ensoleillées. Il ne pleut pas (75 % des journées ont un cumul de pluie nul). Les pressions sont élevées avec une moyenne de 1023 Hpa. Les vents sont orientés Nord ou Nord-Est. Cette classe représente 9.51 % des situations météorologiques.

La **classe 3** regroupe les journées printanières chaudes (19.1°C de moyenne pour les maximales) et les journées estivales douces (22.5°C de moyenne pour les maximales). Ces journées sont ensoleillées avec possibilité d'orages. Les précipitations pluvieuses sont plutôt faibles (75 % des journées ont un cumul de pluie inférieur à 4.7 mm). Les pressions sont normales voire un peu faibles, avec une moyenne de 1011 Hpa. Les vents sont orientés Sud-Ouest et sont plutôt forts. Cette classe représente 10.02 % des situations météorologiques.

La **classe 4** regroupe les journées printanières douces (17.4°C de moyenne pour les maximales) et les jours d'été doux (21.0°C de moyenne pour les maximales). Ces journées sont ensoleillées. Les précipitations sont très faibles (75 % des journées ont un cumul de pluie inférieur à 0.7 mm). Les pressions sont normales, avec une moyenne de 1017 Hpa. Les vents sont orientés à l'Ouest sans direction particulière du Nord au Sud. Cette classe représente 17.21 % des situations météorologiques.

La **classe 5** regroupe les journées hivernales froides (-0.1°C de moyenne pour les températures minimales) mais ensoleillées avec parfois quelques nappes de brouillard. Les précipitations sont inexistantes (75 % des journées ont un cumul de pluie nul). Les pressions sont très élevées, avec une moyenne de 1026 Hpa. C'est dans cette situation que l'on observe les pressions les plus élevées. Les vents proviennent du Nord-Est et sont assez forts. Cette classe représente 11.28 % des situations météorologiques.

La **classe 6** regroupe les journées printanières chaudes (23.1°C de moyenne pour les maximales) et les journées estivales chaudes (25.7°C de moyenne pour les maximales). Ces journées sont très ensoleillées. L'ensoleillement est maximal dans cette situation. Des nappes de brouillard peuvent se former ici ou là. Les précipitations sont inexistantes (75 % des journées ont un cumul de pluie nul) et peuvent conduire à des périodes de sécheresses intenses. Les pressions sont élevées, avec une moyenne de 1020 Hpa. Les vents sont orientés au Nord ou à l'Est et souvent faibles. Cette classe représente 15.77 % des situations météorologiques.

La **classe 7** regroupe les journées douces (15.3°C) et peu ensoleillées. Les précipitations pluvieuses sont fréquentes (50 % des journées ont un cumul de pluie supérieur à 8.6 mm) et parfois orageuses. Les pressions sont faibles, avec une moyenne de 1002 Hpa. Les vents sont orientés Sud-Ouest et sont généralement forts. Cette classe représente 4.43 % des situations météorologiques.

La **classe 8** regroupe les journées fraîches (14.4°C) et peu ensoleillées. Les précipitations pluvieuses sont abondantes (75 % des journées ont un cumul de pluie supérieur à 12.95 mm) avec quelques risques d'orage. Les pressions sont très basses, avec une moyenne de 998 Hpa. Les vents sont orientés au Sud et sont violents, ce qui aboutit à la formation de tempêtes. Cette classe regroupe 1.08 % des situations météorologiques.

La **classe 9** regroupe les journées automnales fraîches (12.9°C de moyenne pour les maximales) et les journées hivernales douces (6.1°C de moyenne pour les minimales). Ces journées sont peu ensoleillées. Les précipitations pluvieuses sont faibles (75 % des journées ont un cumul de pluie inférieur à 6 mm). Les pressions sont faibles, avec une moyenne de 1007 Hpa. Les vents sont orientés sur un grand quart Sud-Ouest et sont assez forts. Cette classe regroupe 11.54 % des situations météorologiques.

La **classe 10** regroupe les journées automnales fraîches (11.5°C de moyenne pour les maximales) et les journées hivernales fraîches (4.5°C de moyenne pour les minimales). Ces journées sont peu ensoleillées. Les précipitations pluvieuses sont très faibles (75 % des journées ont un cumul de pluie inférieur à 1.4 mm). Les pressions sont normales, avec une moyenne de 1017 Hpa. Les vents d'Ouest n'ont pas de directions particulières et balayent toutes directions du Nord au Sud. Cette classe regroupe 15.06 % des situations météorologiques.

	Type de temps	Moyenne des paramètres	Rose des vents
Classe 1	Frais et neigeux	Minimales = -1.8°C Ensoleillement = 5.1 Pluie = 1.9 mm Pression = 1012 Hpa	
	Hiver		
Classe 2	Anticyclonique et ensoleillé	Maximales = 15.7°C Ensoleillement = 11.1 Pluie = 0.1 mm Pression = 1023 Hpa	
	Printemps - Automne		
Classe 3	Dépressionnaire	Maximales = 21.1°C Ensoleillement = 7.9 Pluie = 3.2 mm Pression = 1012 Hpa	
	Printemps - Eté		
Classe 4	Frais et ensoleillé	Maximales = 19.3°C Ensoleillement = 8.5 Pluie = 0.7 mm Pression = 1017 Hpa	
	Printemps - Eté		
Classe 5	Anticyclonique, froid et ensoleillé	Minimales = -0.1°C Ensoleillement = 7.8 Pluie = 0.2 mm Pression = 1026 Hpa	
	Hiver		

*(a) Tableau n°32 :
Récapitulatif des
caractéristiques de chaque
type de temps pour Rennes*

	Type de temps	Moyenne des paramètres	Rose des vents
Classe 6	Très ensoleillé	Maximales = 24.6°C Ensoleillement = 13.7 Pluie = 0.1 mm Pression = 1021 Hpa	
	Eté		
Classe 7	Gris et pluvieux	Maximales = 15.3°C Ensoleillement = 5.5 Pluie = 9.4 mm Pression = 1003 Hpa	
	Pas de saison particulière		
Classe 8	Frais, pluvieux et venteux	Minimales = 9.2°C Ensoleillement = 5.2 Pluie = 20 mm Pression = 998 Hpa	
	Pas de saison particulière		
Classe 9	Gris	Minimales = 6.8 °C Ensoleillement = 5.5 Pluie = 4.0 mm Pression = 1008 Hpa	
	Automne - Hiver		
Classe 10	Gris sans pluie	Minimales = 4.9 °C Ensoleillement = 6.4 Pluie = 1.1 mm Pression = 1017 Hpa	
	Automne - Hiver		

Classification typologique du temps observé à Brest

La classification réalisée est la même que précédemment, à savoir une classification en nuée dynamique avec une partition en 10 classes et un nombre d'itération maximum de 10.

Résultats de la classification

Distribution des individus dans chaque classe d'affectation

Classes	Nb d'individus	Fréquence
1	1 023	5.19%
2	2 372	12.03%
3	408	2.07%
4	1 108	5.62%
5	3 447	17.48%
6	2 627	13.32%
7	2 234	11.33%
8	2 193	11.12%
9	2 234	11.33%
10	1 994	10.11%
Valides	19 640	99.58%
Manquantes	83	0.42%

(a) Tableau n°33 : Nombre d'observations dans chaque classe pour Brest

La répartition des individus dans les différentes classes d'affectation semble plus homogène que lors de la classification réalisée pour Rennes. En effet, les classes 2, 6, 7, 8, 9, et 10 ont un nombre d'observations pratiquement identiques. Le nombre d'observations manquantes est très faible.

Représentation graphique

Graphique n°27 : Répartition des individus sur le plan factoriel dans chaque classe d'affectation à Brest

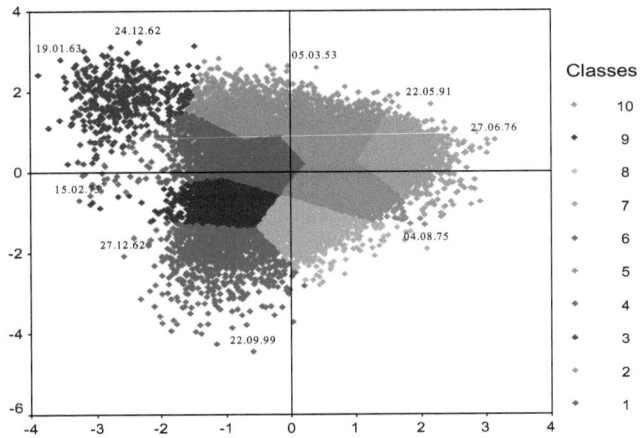

Les couleurs utilisées pour cette classification n'ont aucun rapport avec celles utilisées pour la classification de Rennes.

Classification typologique du temps observé à Alençon

Nous avons une nouvelle fois réalisé une classification en nuée dynamique en 10 classes avec un nombre d'itération maximal de 10.

Résultats de la classification

Distribution des individus dans chaque classe d'affectation

Classes	Nb d'individus	Fréquence
1	982	4.98%
2	950	4.82%
3	1167	5.92%
4	2437	12.36%
5	3671	18.61%
6	2743	13.91%
7	3269	16.57%
8	468	2.37%
9	1836	9.31%
10	1966	9.97%
Valides	19489	98.81%
Manquantes	234	1.19%

(a) Tableau n°34 : Nombre d'observations dans chaque classe pour Alençon

La classe 5 est la classe la plus importante avec presque 20% des observations. Vient ensuite la classe 7 avec plus de 15% des observations. La conséquence directe de cette agglomération d'individus dans certaines classes est la présence de 6 classes avec moins de 10% des individus et même 3 classes avec moins de 5%.

Représentation graphique

Graphique n°28 : Répartition des individus sur le plan factoriel dans chaque classe d'affectation à Alençon

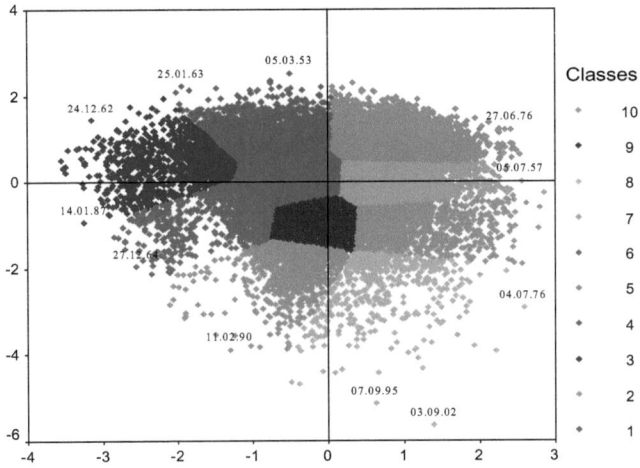

Les couleurs utilisées pour cette classification n'ont aucun rapport avec celles utilisées pour la classification de Rennes et de Brest.

Conclusion

Cette étude nous a permis de mettre en évidence 10 catégories de temps différents. Chaque classe finale de chaque ville peut être mise en relation avec une autre classe des deux autres villes. C'est pour cela que nous n'avons pas détaillé les résultats pour les villes de Brest et d'Alençon. En effet, la cohérence de la classification sur les 3 sites valide la méthode utilisée et confirme la présomption de types de temps homogène dans l'Ouest. En outre, comme nous avons obtenu les mêmes résultats pour les 3 villes, nous pouvons penser que la classification réalisée est légitime et qu'elle résume bien le climat de l'Ouest. Ceci est un résultat météorologique très important.

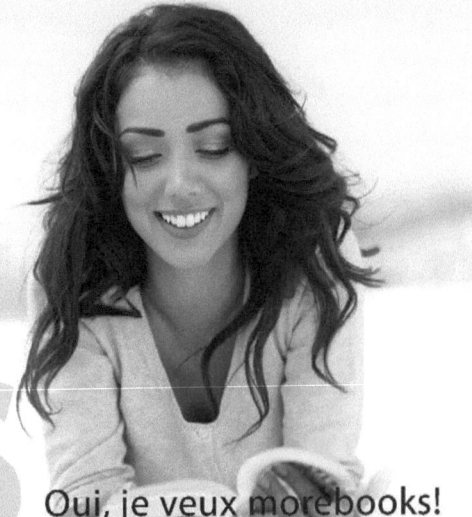

Oui, je veux morebooks!

I want morebooks!

Buy your books fast and straightforward online - at one of the world's fastest growing online book stores! Environmentally sound due to Print-on-Demand technologies.

Buy your books online at
www.get-morebooks.com

Achetez vos livres en ligne, vite et bien, sur l'une des librairies en ligne les plus performantes au monde!
En protégeant nos ressources et notre environnement grâce à l'impression à la demande.

La librairie en ligne pour acheter plus v
www.morebooks.fr

SIA OmniScriptum Publishing
Brivibas gatve 1 97
LV-103 9 Riga, Latvia
Telefax: +371 68620455

info@omniscriptum.com
www.omniscriptum.com

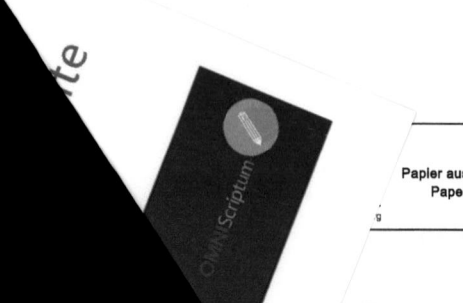